JN127159

医療介護者のための

起業の教科書

物部真一郎

株式会社エクスメディオ創業者

中外医学社

\

目　次

Column

0 はじめまして

はじめに

　本書には，新しくチャレンジしたい医療介護者（医療・介護職に携わる方々）に向けて，起業という選択肢を考えてもらうためのメンタルの持ち方とハウツーが書かれている．その中では，私の経験を一つのケースとして紹介している．

　多くの起業（≒スタートアップ）が成長できずにつぶれるか，活動実態をなくしてしまう中，私の起業は5年間成長し続けることができた．自分が感じた医療の課題を解決すると多くの人が幸せになると信じ，チームを集め，起業はスタートした．課題解決には自分一人のお金では全く不可能であった．そこで，成長のための資金は外部の投資家から調達した．外部の投資家を入れるということは，彼らにとっての出口を確保することが必須であった．出口とは，会社の売却や上場などによって投資家が株から現金へ戻すタイミングのことである．出口を確保しなければならないため，クリニックや病院などとは少し異なったミッション，全体戦略，機能戦略，戦術，またこれらを支える知識が必要になる．起業した自分が地域の医療を守り続けなければならないクリニックなど医療介護臨床での起業とは異なり，起業した自分がいつまでも会社を運営することが重要なのではなく，会社のミッション（実現したい社会）を達成するために，会社自体を成長させ続けることが重要となる．起業した自分という個人と，ミッションを持った会社は別の人格であり，分けて考える必要がある．そのため起業家は，会社の売却や上場などを経て，起業した会社の社長から退くという選択肢もとり得る．

　2020年6月17日の取締役会で，私の長い旅は一段落することになった．代表権のバトンを無事渡し終えることができた．Stanford大学経営大学院のMBAプログラム中に起業がスタートした2014年12月からの5年間を

振り返ってみると，死ぬほどつらかったことも多々あったが，たくさんのよい思い出がある．そこで，いったんここまでの経験をまとめ上げ書籍化し，次のチャレンジを考えている医療介護のプロフェッショナル達と共有することが，私の次なるチャレンジであり医療介護業界への貢献であると考えるようになった．医療介護の現場と，それ以外の一般ビジネスとでは，様々なことが違う．その"様々"をまとめ上げ，医療介護のプロフェッショナルが起業する際にぶつかりやすい課題を見える化し解決策を例示することで，チャレンジしたいがわからない（想像できない）不安から生じるあきらめを減らし，医療介護業界からのチャレンジ数を増やせると考えている．また，私の起業経験は，Stanford 大学経営大学院で体系的に学んだことに基づいており，再現性があると考えている．3,000 億円の価値のある会社の作り方は私には書けない．書いたとしても一回性に基づくことが多く，再現性があるものを書くことは難しいと思う．しかし，数十億円のところまでは読者の皆様をお連れできる，再現性のある内容を書けると考えている．

　多くの新しいチャレンジが医療介護の領域で日々生まれているが，すべてのチャレンジは医療介護の世界を一歩一歩前に進めていくものであり，チャレンジが成功することは社会にとって大きな利益になると考えている．本書から一つでも多くのチャレンジが生まれ，その多くが成功に近づくことを期待している．

私の起業と課題解決

　のちに詳細を記載するが，私は精神科医で，精神科単科病院で入院患者を診察している中で発見した課題解決のために，起業の道を選んだ．私が感じた課題は，「医師は自分一人で診断・治療を決定しなければならないが悩むときもあり，その際にほかの医師からオンラインで医療的アドバイスが得られればよりよい診断・治療ができるはず」というものである．

　私は，自分の勤務する単科病院の入院患者でみられない疾患が生じた場合は周辺のクリニックや病院と連携しながらみていた．しかし，毎回外部のクリニックに外来受診に送ることが難しい疾患もある．それが私にとっては皮膚科疾患だった．痛い，かゆいは入院患者の生活の質を下げ，不穏につながることすらあった．困る頻度が多いのですべて外来受診に送るこ

とはなかなかできなかった．そのため，どうにかアドバイスをもらえない
か，と考えたのが私のサービス開発のスタートとなり，医師-医師間の遠隔
医療サービスの開発につながった．「ヒポクラ」や「ヒフミル君」と検索し
てツールを触ってみてから本書を読んでいただくと，より本書の内容がわ
かりやすくなる．ぜひアプリをダウンロードして利用してみて欲しい．実
際，私は自社のサービスのヘビーユーザーであるが，本当に助かっている．

本の構成

　本書には，医療介護現場からの起業にチャレンジする人達が視野を良好
にするための内容が書かれている．具体的には，なぜ起業するのか，どの
ように始めるか，何に気をつけるべきか，どのような能力が必要か（身に
つくか）について，主に医療介護者に必要な知識，経験に特化した視点か
らまとめられている．アイデアを思いついた段階，起業に興味を持ち始め
た段階，また起業後しばらく経った段階の医療介護者にとって役立つ内容
である．
　この本の構成は次のとおりである．
　　Chapter 1　起業家になるということ
　　Chapter 2　起業のリアル　時間軸編
　　Chapter 3　起業のリアル　あの時知っておきたかった知識編
　　Chapter 4　あなたはリーダーとしてチームを引っ張れるか
　　起業が気になる読者のためのQ & A

　Chapter 1 は，起業とは何か，起業家になるにはどのような心構えが必
要かをまとめている．Chapter 2 では，私の起業経験をもとに起業の追体
験ができるようになっている．経験談にならぬよう，読者が自身のビジネ
スに活かせるように，ケースから学べるようにまとめ，参考図書も私の感
想も交えてどの本を選べばよいか迷わないようにしてある．Chapter 3 で
は，特に医療介護者に必要なスキルを挙げた．できるだけ必要なスキルを
網羅できるようにし，またここでも興味ある内容には深掘りできるよう参
考図書とそれについてのコメントをつけている．Chapter 4 では，リー
ダーの自覚と意義を書いた．リーダーになることには得と損がある．医療
介護者はなぜリーダーになれるのかについても述べている．なお，途中途

中にコラムを入れているが，私の趣味や医療介護者から頻繁に受ける質問についてまとめた．特に起業についての質問は別にまとめた．

　株式会社で勤務経験のある医療介護者は少なく，また意思決定のロジックが医療機関と一般の会社とでは大きく異なる．私も医療機関の経験が主で，Stanford 大学経営大学院でビジネスを学んではいたが，起業した当初は実際のビジネスに体や頭を合わせていくのに時間がかかった．その経験から，私が創業期に知っておいたほうがよかったと思っている後悔と，また創業後にぶつかるであろうスタートアップあるあるの悩みと，医療介護者特有の悩みも書いている．

　本書は，起業についてのすべての知識・経験を網羅することを目標としていない．参考図書を挙げることで気になったところや悩んだところを深堀りできる仕組みにしてある．参考図書は全ページ読む必要はなく，手元に置いて必要な章を読んだり，見出しから興味を持った順に読んでいただけたら嬉しい．

本書の読者像

　医療介護者で，何かしらのアイデアがある人と，ワクワクしたいことを考えている人である．起業だけが選択肢ではないが，起業は自分の考えるアイデアやワクワクを実現できる効率的な方法であり，次のチャレンジの選択肢に入れて検討して欲しい．医療介護業界にはまだまだ多くの課題が残されており，解決する課題はみつけたい放題である．その課題で困っているのは自分だけではない．その課題解決は，社会全体の利益とつながるので，起業を通じてぜひ大きな課題を解決できる人材となって欲しい．

　少し古いが，アメリカの成長企業をリストアップしている"Inc. 500"の2000年代前半の調査では，創業者の57%が起業前にいた業種と同じ業種を選択しており，23%は関連業種を選択している．実に80%が関連業種内の起業を選んでいる．このデータを当てはめてみると，本書の読者の80%は，広義のヘルスケア領域での起業を選ぶことになるだろう．そのため，本書における起業のイメージはヘルスケア領域内であると仮定して進める．

JCOPY 498-04896

年をとるとチャンスがいっぱい
40, 50 代でチャレンジの成功確率が上がる

　起業は若い人の特権ではない. 何歳になってもチャレンジするべきだ. アメリカの創業者の平均年齢と成功率をみてみると面白い. シリコンバレーで起業家のパーティーに行くと, 学生や 20 代, 30 代といった若い層がたくさんいる一方で, 実は 40 代, 50 代のシニアの起業家もたくさんいる.

　日本において成功している起業家というと, タワーマンションに住む若い 20 代のイメージが湧いてくるが, アメリカの統計でみてみると, 40 代などの中年が最も成功率が高い. ハーバードビジネスレビューの記事によると, 起業家の平均年齢も 42 歳で, 最も成功する起業家の年齢は 45 歳らしい. 考えてみたら当たり前で, シニアは業界と組織での長い経験を持っている. 体力的な制限という条件はあるかもしれないが, 気持ちさえ伴えばおそらくうまくいくのだろう. 年をとるとチャレンジが成功する確率が上がるのだから, よい経験をして年齢を重ねることを楽しもう.

　私の大好きなメンターを一人挙げたい. 彼は大企業の社長をいくつか経験しているプロ経営者だ. 彼はもう 70 代だろうか, それでも飲みに行くときはいつも西麻布で, 一度飲みに行くと何軒もはしごする. 私のメンターなので, 初めに私の悩みや課題を 10 分間くらい話す. しかし, そのあとは彼の次のチャレンジの話をたくさん話してくれる. 海外のプロダクトの日本導入のために日本での代表を依頼されている話, 日本でファンドを立ち上げる話など, 私にはまだまだ経験することのできない大きな話だ. こんなおっさんがいることに, 自分の人生にもワクワクしてくる. 70 歳になっても 80 歳になっても人生はチャレンジの連続で面白いらしい. ワクワクしながら年齢を重ねようと思う.

本書を手にとったあなたと, 起業に興味がないあなたの同僚との差

　起業するかどうか, 影響を与える因子は個人的属性と環境であると考える. 医学用語でいうと先天性と後天性のようなものだ. "チャレンジが大好

きな遺伝子"で生まれてきた子供であっても，環境次第で起業家にもなるし，安定した職業を好むようにもなるということだ．

　個人的属性とは，自己実現を果たしたいと思うこと，自分の運命を自分でコントロールしたいと思うこと，認知されたいことなどで表現されるものだ．テレビの中の起業家のイメージ通りだろう．これは医療介護者だから少ないといったものではないと思う．

　もう一方の環境は，医療介護者には乏しい状態であると考える．なぜStanford大学出身の起業家が多いのか，なぜマイノリティー出身者は起業の割合が少ないのか．多くの理由があるが，重要な理由の一つは手本の欠如であるといわれている．Stanford大学には，周囲に起業家が多いため起業の手本が世界一豊富にある．医療介護業界では，クリニックや施設開業以外で，起業する手本は不足しているのではないかと思う．私の知識と経験を公開することで，医療介護業界における手本の一人となりたいと思っている．

参考図書

smallbizgenius. net の記事
39 Entrepreneur Statistics You Need to Know in 2022. by Dragomir Simovic. Last updated : February 4, 2022.

Harvard Business Review の記事
Research : The Average Age of a Successful Startup Founder Is 45. by Pierre Azoulay, Benjamin F. Jones, J. Daniel Kim, and Javier Miranda. July 11, 2018.

JCOPY 498-04896

1 起業家になるということ

1. 起業とは何か

　　私の起業の経験は，いわゆるスケールを拡大していくことを前提とした
スタートアップだ．自分や社会の課題解決や，生活や世の中をよりよきも
のにするために，株式会社のフォーマットを使い，株式会社制度のメリッ
トを活かし，外部資金を獲得し，事業をどんどん大きく広げていくことで，
目標達成につなげていく．しかし，起業は株式会社だけではない．NPO や
ボランティア団体を立ち上げるのも起業である．すなわち，私の"起業"
の定義は「目標に到達するために事業をスタートすること」であり，事業
の内容や手段に応じて株式会社か任意団体か，箱の仕組みを決定すればよ
い．本書はスタートアップの成長を軸にした内容となっているが，起業の
手段が NPO でも LLC（合同会社）でも何であっても活用できる内容であ
るので安心して読み進めて欲しい．

2. リーダーになるということ
フォロワーからリーダーへの転換

　　自分にリーダーシップがあると思っている人には当たり前のことかもし
れないが，フォロワーであることに悩んでいる読者もいると思う（大半が
フォロワーではないだろうか）ので，リーダーになることについても書い
ておく．リーダーシップを獲得するには，リーダーシップを発揮できる機
会を自分から獲得することである．学生ならば生徒会長，社会人ならばプ
ロジェクトリーダーに立候補すればいい．立候補する気合いが必要である
が，そこは気合いで乗り切って欲しい．能力が足りないと思って立候補に
戸惑ったとしても，その立場になってから考えればよい．リーダーだから
リーダーシップを発揮できるのではなく，その役職を乗り越えるスキルと

してリーダーシップを獲得できる．リーダーシップは学ぶだけでは獲得できず，経験して獲得するものであることを再認識すべきである．そもそも医療介護者はリーダーシップを発揮する機会に恵まれている．主治医，主担当など，様々な小グループのリーダーをしなければならない．一人一人の患者さんごとにプロジェクトが発生するので，他の業種とは比べ物にならない数のプロジェクトが生まれる．その機会を活かし，ぜひリーダーシップに自信をつけて欲しい．

　一方，フォロワーがリーダーを育てるという考え方もある．つまり，リーダーシップはフォロワーの影響を受け，フォロワーによりリーダーが育っていく．よいメンバーをそろえることは自分のリーダーシップの成長にも必要なことである．

　上述の考えは，リーダーシップ理論は次の3つを基礎とする理論に沿ったものである．

- リーダーシップ特性論：リーダーの資質や特性に共通点がないかについて議論した結果，リーダーに共通する特性は"ない"ということがわかった．つまり，どんな人であってもリーダーになることはできるということである．
- リーダーシップ行動論：リーダーシップとはリーダーとフォロワーの人間的交流で生じると考え，相互関係について議論が広げられている．行動論の中で有名なものにマネジリアルグリッド理論があり（図1-1），これは看護教育/医学教育などで教えられることがあるため医療介護者にとってもなじみのある理論だ．フォロワーとの関係を考える上で自分のスタイルを俯瞰するには非常に使いやすい．チームへの関心度と業績への関心度で相互関係性を分類している．議論上はいかなる状況にも適応し得るスタイルがあるわけではないという主張が大半だが，実際は図1-1の9.9のチームマネジメント型リーダーシップが効率的に働く機会は多いので，目指すべき相互関係性は9.9型であると考えればよい．
- リーダーシップ条件適合論：リーダーシップの有効性は，リーダーの置かれた状況や，リーダーとメンバーの人間関係，信頼関係によって異なるという議論である．フィドラー理論も医療介護教育でたびたび出てくることがあるので，なじみがあるであろう．リーダーシップに影響を与える状況要因を，リーダーとメンバーの関係性，仕事内容の明確さ，

JCOPY 498-04896

リーダーが公式に有している権限の強さの 3 つに分類し，**図 1-2** の右側に行くほど状況好意性は低く（bad），左へ行くほど高い（good）とした．ここでみていただきたいのは，状況好意性が高い低いの両端は職務

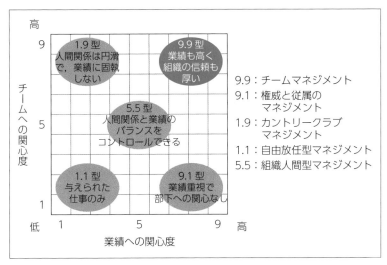

図 1-1 ◆ マネジリアルグリッド理論

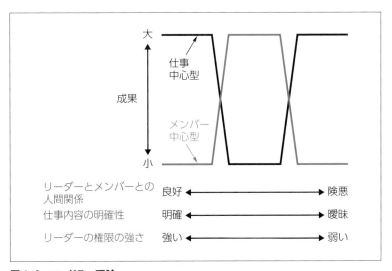

図 1-2 ◆ フィドラー理論

達成志向の強いリーダーが成果を出すということである.

　私の具体的経験に落とし込んでみると，やはり初期研修が終わり，主治医として患者を持つようになったころからリーダーシップが芽生えてきた．主治医として患者対応を繰り返すことで，リーダーシップを意識するようになった．さらに初期研修終了後の3年目からの病院では，チームの看護師やケアワーカーに自分のリーダーシップを育ててもらったという感覚がある.

　一度リーダーになれてしまうと，実はフォロワーよりリーダーのほうが楽だと気づくことができる．企業におけるリーダーの利点には，自分の想い（自分のしたいこと）を実現できる可能性が上がる，人に使われるより使う機会が増えストレスが減る，などが挙げられる.

　リーダーになることで成長曲線の角度も上がる．多くの人をマネジメントし，目的の達成のために様々なことを考える．リーダーが考えた結果を"実行"するフォロワーと比べて，リーダーは"考える"ことが多くなる．考えることは，成長の源だ.

　リーダーであることは考えようによっては楽であり，さらに得をする．それを実感するためにも，初めは気合いがいるが「それ，私が責任持ちます！」と手を挙げる初めの勇気さえあればいい.

3. 起業とは学べるものなのか
私の個人的起業体験に再現性があるのか

　起業家教育は，アメリカを中心としてこの30〜40年間爆発的に伸び，半数以上のアメリカの大学はアントレプレナーシップ教育（起業教育）を行っている．爆発的に伸びている理由は，起業に関する知識がその期間に整理されてきたからである．事業を作っていく起業プロセスを理解・説明することが可能となってきたのである．しかし，理解・説明ができるからといって，全員がソフトバンクの孫正義氏になれるわけではない．サッカーや英語と同様に，同じトレーニングでも素質やタイミングなどでプロになれたりなれなかったりするように，起業を学んだからといって，すべての起業が5年後生き残っている保証はない．しかし，起業を学ぶことで，より生き残る確率を上げることは可能である.

　さらに私の経験でいうと，私はIPO（上場）させるほど達成したわけで

JCOPY 498-04896

はない．しかし，IPO は能力だけではなく運が強く関与してくると思っている．私の起業とその後の会社運営は，Stanford 大学経営大学院で教育を受けた 2 年間をもとに実行されており，非常に教科書的だ．教科書的でも数十億円の会社を作ることはできた．本書は，私が受けた教育のまとめになっており，再現性のあるように工夫している．

100 億円以上の会社の作り方は知らないが，数十億円までは成長できる可能性は高く，本書が伴走できる．本書を超えて伴走が必要ならば私に連絡して欲しい．その先の私が行けなかった世界へチャレンジしてみて，ぜひその体験がどのようなものだったかを聞かせて欲しい．

4. MBA の起業家教育は 起業の前提条件になるか

医療介護者の起業家は MBA を持っている人が目立つ．国内では Globis や慶應義塾大学の MBA 出身者が多いだろうか．海外だと，Stanford や Harvard，Duke，UCLA，Case Western Reserve などで MBA を取得した医療介護者が起業の道を選んでいる．MBA は起業を考えるにはよい場所だと思う．起業の知識が得られるからという，多くの人が想像するような理由ではない．知識は本書と参考図書を読んで理解すれば十分足りる．また，オンライン講義で起業に必要な知識を網羅できるものも数多く開講されている．

私にとって，MBA がよい場所と思う理由は 2 つある．一つは起業するための時間を獲得できることである．フルタイムで仕事を持ちながら起業のアイデアを形にしていくのは非常に時間がかかる．フルタイムの MBA プログラムの学生という肩書きで起業にコミットできる．もう一つの理由は，起業についてディスカッションできる同級生との出会いである．対面での MBA 授業を受けて仲間ができ，仲間同士で起業の仮説をぶつけあい，あーでもないこーでもないと起業プランの精度を上げていくことができる．

しかし，この 2 つの理由は，MBA でないと満たすことができないものでは"ない"と考える．起業プランのディスカッションについては，一歩踏み出して様々な飲み会や勉強会に参加し，素敵な出会いをたくさんすることで解決できる．お勧めの素敵な出会いは，Globis の起業/スタート

アップ向けの講義を単科でとることである．そこには素敵なクラスメイトが待っている．特に医療介護者は医療介護者だけで集まる傾向があり，なかなか医療介護者以外の人と会うのは難しいため，授業料を払うだけで起業仲間と出会える Globis はお勧めである．

ここで何がいいたいかというと，ワクワクする起業に MBA は必須ではないし，MBA で起業に成功するための何か特別なことを教えてもらったわけではないので，気後れしなくてよい，ということである．

5. 株式会社を選ぶということ

医療介護業界での起業は提供したいサービス/プロダクトによって法人格が変わる．クリニックなら医療法人や社会医療法人，介護施設ならば社会福祉法人など，その他の医療機器や創薬ならば株式会社となる．クリニックや介護施設などを考えるならば，高知大学の病院経営プログラムをお勧めする．病院経営を中心にしているが，医療介護施設の経営に必要なフレームワークとケースがカリキュラムに含まれており，実践力がある経営者になることができる．

本書では，株式会社での起業方法を少し掘り下げて述べている．そもそも，株式会社と医療法人の違いは何か，もちろん根拠となる法律の違いだが，実務上は外部への利益配分ができるかできないかの違いである．株式会社は利益を株主に配分することができる．そのため，利益を株主に還元することを約束し，株式を株主に譲渡することで資金を得られるのである．この仕組みを活用できることが起業する上でとても重要である．

また，なぜ医療法人で医療 IT サービスを提供する起業をしないのか，と疑問に思う人もいるかもしれないが，それが株式会社を選ぶもう一つの理由である．医療法人で行うことができる業務は医療法により限定されている．医療法 39 条，42 条を確認いただきたい．簡単に説明しておくと，「本来業務」「附帯業務」「付随業務」「収益業務」で決められた業務のみを営むことが可能である．面白い例を一つ挙げると，ある社会医療法人が，社会医療法人に認められている収益業務の中の宿泊業に参入した．社会医療法人の組織図に，病院やクリニックともに，ホテルも並んでいるのがとてもユニークである．このように，医療法人でありながら医業以外からの収入を得る道もあるかもしれないが，医療介護領域の臨床以外で収益を考

JCOPY 498-04896

えるならば，制限のない株式会社を選択するほうが，多くの場合では理に
かなっている．

MBA へのあこがれ

　MBA へのあこがれが私にはあった．MBA との出会いは，今でも覚えて
いる．浪人生の時に，マガジンハウス社の 2003 年 2 月 1 日号の BRUTUS
の「もう一度学ぶための大学案内」特集を読んだ．そこにフランスの HEC
Paris というビジネススクールの紹介と，その MBA に通う日本人学生 3 名
が紹介されていた．日本の医学部を受験していた私は，雑誌の中の HEC
Paris の世界に驚いた．そこには，社会人として働いて課題と思ったこと
について学び，成長を求めて世界のトップ層と高め合う姿に，いつか私も
この世界に入ってみたいと強く思った．当時浪人生の私は，世界の課題と
いえば医学部受験の困難さくらいしか感じていなかったので，今ではなく
医師になって課題がみつかってからもう一回考えよう，その時まで覚えて
おこうと考えた．

　結局私は日本の高知医科大学に行くわけだが，大学を卒業後に，
Stanford 大学に行った．この順番で本当によかったと思っている．高知県
では県民 80 万人のために生きることを求められ，シリコンバレーでは世
界の 80 億人のために生きることを求められた．私は，80 億人のために生
きろと教育されても，高知県のおじいちゃん，おばあちゃんの顔を明確に
思い浮かべることができた．誰のために生きるか，明確に表情をイメージ
できるようになったのは高知県のおかげだし，それを世界全員にまで視点
を引き上げるリアルを教えてくれたのはシリコンバレーだ．どちらの視点
もとても重要で，一方でも欠けるとよい仕事はできなかっただろうと感じ
ている．

　当時は，BRUTUS, Pen, Meets, L magazine, PAPERSKY, 装苑, カ
ジカジ, カスタマなど，様々なカルチャー雑誌がコンビニにたくさんあっ
た．今でも Web メディアとして生き残っているメディアがたくさんある
ことは本当にうれしいが，保管して再度見直すことが難しくなった．より
消費していく情報になったことが少し悲しい．

6. 医療介護の現場経験のある私達が起業に必要な3点セット

起業に必要なものは，「解決したい課題」と「熱意」と「一歩踏み込む勇気」の3点セットだと思う．医療介護現場にいる私達は，まず課題から起業を検討していくのがセオリーだと考える．課題とは，普段の生活の"困った"である．例えば，「看護補助のリクルーティングが難しい」「在宅の当直シフト組みの効率が悪い」「在宅患者の獲得に困っている」など，臨床現場にいると様々な課題を感じているはずだ．その後，その"困った"に対し自分は解決したいという熱意があるかどうかが重要となる．身近な例ではあるが，私は先日，銀行窓口限定の支払いを行った．窓口は混むし，手数料はかかるし，ネットバンクからはできないし，と"困った"が連発した．何年も同じ状況であり，解決しがいはあるかもしれないが，この課題解決に対し私に熱意は湧かない．ファイナンスか教育か，そのあたりの領域に興味を持っていたら事業性を調べて起業するかもしれないが，全くそこには熱意がない．つまり，私には向かないのである．一方，病院の待合いに患者があふれかえっている状況をみると，もっと効率的に外来運営をできないか，という課題を解決したい気持ちになる．そういう話である．「解決したい課題」と「熱意」はセットだと考えている．

3点セットの最後の「一歩踏み込む勇気」だが，これがなかなかの難問だ．「こんな課題をみつけて，起業して解決したい！」という人とは多く会ったことがあるが，実際にアクションに結びつけた人は少ない．理由は様々あるだろうが，つまりは自分で解決するために踏み出すのではなく，課題を周囲に伝え他者が自分の課題を解決していることを祈る道を選択している．「自分で解決する」というところまで踏み込む勇気がなかったのだと思う．その場合は，また再度課題を探せばいい．医療介護の現場にいる私達は，現場で困っている人の顔をみていると自分がなんとかしなければいけないと思うものがあるだろう．その一歩踏み込む勇気が湧いてくる課題とタイミングを待とう．

課題と熱意は，目を凝らせばみつかるが，この勇気だけは自分の中から湧いてこなければならない．ぜひ私の経験や知識を参考にして勇気を振り絞って欲しい．

JCOPY 498-04896

7. 起業に必要な勇気について

　勇気が出ず，課題感は持ちながらも起業に至らなかった理由の例を私のコメントとともに紹介したい．みんな不安がある．しかし，起業した場合のワクワクを想像して欲しい．

「やり方がわからなくて工程がみえない」
　　→本書をお読みください．時間軸と必要な知識を獲得することで，解決できます．

「ビジネスした経験がない」
　　→病院や施設での医療，看護，介護は立派なビジネスの一行為です．自信を持ってください．また，リーダーとしての経験はみんな起業して初めて経験することが多いので，今まで何年会社にいたかよりも，何年経営者をしているかが重要です．みんな起業初日は経験ゼロ．

「お金が心配」
　　→やってみるとそんなに悪くないです．

「家族が心配する」
　　→やはりパートナーや子供がいることは考慮すべきでしょう．家族のために今の生活を続ける（起業しない）という選択肢も素晴らしいと思います．

「失敗することを想像してしまう」
　　→失敗とは何ぞやということですが，倒産することを指しているならば，なかなか倒産することは難しいです．また，倒産したところで借金が残るわけじゃない（株式により資金調達した場合は借金ゼロ）のです．

「医局から離れることが心配」
　　→起業家になっても医局とうまくつながっている医療者はたくさんいます．むしろ医局とうまくつながっていることが起業のコアコンピタンスになっている起業家もいます．医局との接点から，違った形で接点を持つようになり，ユニークな存在として医局とより関係性がよくなる可能性もあります．あなたが望む限り，医局とのつながりがゼロになることはありません．

8. どのように解決したい課題をみつけるか

　起業は課題から始まると思っていると前述した．では，自分が人生をかけられるような解決したい課題はどのようにみつけたらよいのだろうか．色々な人がこれまで数多くのことを提案はしているが，私には "様々なことに興味を持つ"，以外の方法が思いつかない．困った時に，「なぜこのような問題が起こっているのか」「その課題はどのくらい多くの人が悩んでいるのだろうか」「解決する仕組みをシンプルに考え，どこを解決すると全体が解決するのか」などを考える癖をつけるのだ．これを癖づけるには，何にでも興味を持つことだと思う．そして，興味を持ったことをディスカッションできるパートナーがいるとさらによい．例えば，先日家族の葬儀があった．その際に，お坊さんに興味を持った．浄土真宗のわが家は，2日間ほど様々な死者を送る行事を行った．こんなに疲れるのになぜお坊さんに念仏を唱えてもらう必要があるのか，と思った．もっと楽に短時間にできないかと思った．どんなディスカッションをしたのかをここには書かないが，私はディスカッションパートナーと話してみることで，頭を整理することができた．月並みなアドバイスだが，様々なことに興味を持ってみよう．自分の領域ならばより興味を持って考えられると思う．起業のためだけではなく，人生が楽しくなると保証する．

9. 3点セットがそろったら

　あなたは，解決したい課題と熱意と勇気の3点セットを得た．その後どうするのかを考えたい．様々な順番があって人それぞれであるが，読者であるあなたは私の起業の順番を今から学ぶので，迷ったら私が起業した順番を参考にすればいい．また，私の起業した順番では手遅れになる可能性がある知見については，この本の「3. 起業のリアル　あの時知っておきたかった知識編」を読んで，やがてくる意思決定の瞬間に備えて欲しい．

▌起業はパッションさえあれば誰にでもチャンスはある！

　3点セットは，起業へのベストシナリオであり，難しいことを考えなくても，まずは少しの時間を起業に費やせばよい．自分のパッションや事業

JCOPY 498-04896

性の有無を数カ月間評価してみて時間配分を調節すればいい．パッションと事業性が一致した際には，ぜひ時間を多く投資して，その実現に向かって欲しい．

Column

MBA では何を学ぶのか

　医療介護者は，MBA で何を学んでいるのか，気になる方のために共有しておく．MBA は経営大学院（ビジネススクール）で取得することができる．アメリカを中心としたビジネススクールは 2 年制が多く，ヨーロッパは 2 年未満のコースが多い．INSEAD というフランスとシンガポールにある学校は 10 カ月の MBA コースまである．

　Stanford 大学経営大学院はコアとエレクティブに分かれており，2 年制だと 1 年目にコアをやり切ることが多い．以下に私のいた時代のコア科目を紹介する．タイトルは変わっているが，内容や目的については今もほとんど変わっていない．

・Ethics in Management: 企業における倫理的行動について．
・Managerial Finance: 金銭的価値に置き換えて意思決定をできるようになる．投資，借入，買収などのオプションを金銭的価値から選択できるようになる．
・Managerial Accounting: 管理会計．自社内の経営指標を作れるようになる．
・Corporate Finance: プロジェクトに対し，ファイナンスの視点から適切な判断がとれるようになる．
・Financial Accounting: 財務会計．会社の会計の仕組みがわかる．会社の IR 情報（インベスターリレーションズ）が読めるようになる．
・Critical Analytical Thinking: 分析，構造化する思考のトレーニングを行う．
・Leadership Labs: グループを組み，グループで課題をクリアしていく中でリーダーシップを養う．
・Optimization and Simulation Modeling: 経営課題について Excel でもモデリングできるようになる．
・Organizational Behavior: 組織行動．組織について，リーダーシップについて，経営で陥るバイアスについて学ぶ．

- Data and Decision：課題に対してデータを集め分析し，意思決定を行う．
- Marketing Management：マーケティングについて学ぶ．
- Managerial Economics：経済学．
- Operations：トヨタのカンバン方式や，ベニバナ東京のバーとテーブルの比率など，人や物の効率的な動かし方について学ぶ．
- Supply Chain Management & Technology：流通に使われる技術について学ぶ．NFC や RFID などの通信技術が経営にどのようにインパクトを与えるか学ぶ．
- Strategic Leadership：リーダーシップにフォーカスを置いた戦略論を学ぶ．
- Global Strategy：アメリカ以外の事例を学ぶ．mixi と Facebook の戦略の違いについて学んだ．この授業で Fail（落第）の成績もらったことは今となってはいい思い出だ．

エレクティブは大学によって特色が出る．Stanford は起業系のプログラムが豊富だった．

コアの授業科目については，日本語の教科書で十分学べる内容であると思う．また，"起業"というテーマに限った場合，必要ではないコア科目もあるだろう．以下各科目に対応した日本語のお勧め本を挙げる．

- Ethics in Management：該当なし
- Managerial Finance：『グロービス MBA ファイナンス』
- Managerial Accounting：『グロービス MBA アカウンティング』
- Corporate Finance：『コーポレートファイナンス 戦略と実践』
- Financial Accounting：『グロービス MBA アカウンティング』
- Critical Analytical Thinking：『グロービス MBA クリティカル・シンキング』
- Leadership Labs：該当なし
- Optimization and Simulation Modeling：Excel の教本．ただし，自分で Excel で事業計画を作りモデリングの能力を獲得していくこと．
- Organizational Behavior：『組織行動―組織の中の人間行動を探る』
- Data and Decision：『やさしく学ぶ データ分析に必要な統計の教科書（できるビジネス）』
- Marketing Management：『グロービス MBA マーケティング』
- Managerial Economics：『ミクロ経済学の力』
- Operations：『MBA オペレーション戦略』

JCOPY 498-04896

・Supply Chain Management & Technology: 日経ビジネスなどのビジ
ネス雑誌
・Strategic Leadership: 該当なし
・Global Strategy: 該当なし

　該当なしのものもあるが，基本的にはStanford大学経営大学院のコアカ
リキュラムと近いものは，上記の本にて知ることができると思う．起業で，
困ったことが起こった際にちょっとヒントになる，上記の教科書は手元に
置いておいてもよいだろう．

2 起業のリアル 時間軸編

1. exMedio 創業期前期のケース
始まりはルーズリーフでの落書きから

考えて欲しいこと

◎ First Who（創業期のメンバー）を誰にしますか
◎ どんな内容で起業しますか
◎ どんな条件がそろえば起業しますか
◎ 果実の配分をどうしますか
◎ 選んだ事業領域は自分の経験とマッチしていますか

　Stanford 大学は，サンフランシスコから車で南に 30 分くらいのシリコ
ンバレーの中心にある．世界のトップスクールで，経営大学院，エンジニ
アリングスクール，法科大学院，メディカルスクールなど，すべてにおい
て全米 Top 3 に入る大学だ．この大学で学べることに本当にワクワクして
いた．実際に，最高の 2 年間を過ごすことができた．私の起業のストー
リーは 2013 年の夏に Stanford 大学経営大学院に入学した時から始まる．
　入学時には具体的なプランは何もなかったが，医療の領域で起業するこ
とは決めていた．入学時に dean（学部長）が，入学者 400 人ほどに「起業
したい者は？」と問いかけ，半数以上の同級生が私とともに手を挙げたこ
とに，すごい場所にきたなと感じたことを鮮明に覚えている．入学時は，
どんなことで起業しようかと悩んでいたが，一人で起業するより複数で起
業するほうが事業を達成できるイメージがあったため，起業するテーマを
考えながらチームメンバーを探していた．実際，一人起業だと，視野の狭
さや精神状態の不安定さ，ネットワークの小ささといった数多くの不足が
発生する．チームでは，スキルが充実し，イノベーションを達成できる可
能性が高まるなど，数多くの要因によって成功確率が高まるという研究結

JCOPY 498-04896

果もある（Bird; 1989）.

シリコンバレーでパーティーを繰り返しているうちに，"何となく"メンバーがみえてきた．エンジニアについては，もともと Stanford 大学のエンジニアリングスクールの学生なども考えたが，私のイメージする患者像とアメリカ人が想像する患者像が異なり，モチベーションが共有できなかった．シリコンバレー在住の日本人との飲み会にはたくさんのエンジニアがいたが，私は共同創業者は今泉しかいないという思いに至った．何度も飲み会を重ねていくうちに，彼のエンジニア能力とともにその人柄にとても惹かれた．この人となら失敗しても後悔がない，そう思えた人だった．次に，Stanford 大学の同級生のチンリーだ．私は，彼が「俺もやる」といった際には死ぬほど喜んだ．理由は，彼は私が人生で出会った中で最も頭がよく優秀だったし，日本の薬学部を卒業しており患者像も一致したからである．また人間性も自分とは違い，竹を割ったような性格で，彼と過ごす時間は自分を成長させてくれるに違いないと確信していた．最後に，私の人生で一番長く一緒にいる大親友である竹村がいる．彼は医師として先輩だが，高知大学時代からずっと一緒にサークル活動，一度目の起業，友人関係などすべて共有してきた．彼がいないプロジェクトは考えられず，4 人目の First Who が決まった．

起業で貫く課題は，飲み会の最中に決まった．自分が病院勤務時代に感じたたくさんの課題を話していると，その中の一つに全員で同意することができた．その課題を，今泉のエンジニア的視点で実現可能性を検討し，竹村の臨床家の視点から内容をブラッシュアップし，チンリーの視点からビジネス面を補強した．私達はそれぞれ自分の領域を持っており，また協調性の高い最強のチームだった．議論がぶつかり合っても感情で意見を曲げない人は誰もいない．ロジカルであることを重視し，感情のしこりは全く残さない，ナイスなメンバー達だ．事業内容が決まって，私がリスクをとってフルタイムになったならば一緒にリスクをとってくれると信じられる仲間も決まった．このとき 3〜4 年で一人前の会社にしてみせると自分の腹をくくった．

次に考えなければならなかったことは株の配分だ．基本的には会社を設立した際の株式比率で会社は続いていく．会社をグループで設立する際にはまずチームメンバーで話し合わなければならない．私が立てたミッションは一人では達成することができないと考えていたため，リスク配分に

沿ってフェアに配分した．そのため，スタート時から私の株式数は少ない．株式数は，うまくいった際の果実の大きさとともに，意思決定のしやすさを左右する．資本政策上非常に重要な意思決定だった．資本政策とは資本と株主の構成を最適化する計画であり，資本政策は後ろに戻ることが難しく（「やっぱりやめた」ができない），実行したらその構成で前に進んでいかねばならない．私達は辞めたらどうするかなどのお互いの約束（以下"創業株主間契約"）もなしでスタートした．これは，賛否両論というか，否の意見のほうが多いと思う．しかし私は，この中の誰一人抜けてもミッションを達成することができないし，またこのメンバーで達成したいから起業したんだという気持ちもあり，創業株主間契約については結ばなかった．

　チームができたら Stanford 大学経営大学院にある Stanford Venture Studio や，お互いの自宅で何を成し遂げるか，どのように成し遂げるか，について徹底的に話し合った．まだ製品も何もないのに，私達は世界を変えられると信じていて，製品が世に広がった際には社会がどのようになっているか，に思いをめぐらせた．楽しい時間ではあったが，あったのはモチベーションとパッションと話し合ったノートだけ，という状態だった．そのため，楽しさとともに，本当にスタートできるのだろうか，と不安もあったことを覚えている．製品は医師向けのため，顧客は様々な考えを持っているだろうから，まず自分の仮説の製品を小さく作り，その後多数の顧客に実際に使ってもらい，鍛えてもらいながら製品を修正していこうと思った．製品ができ，一人目の従業員を採用しようと決めたタイミングで私はこの事業にフルタイムで取り組むのだなと，一度くくった腹を再度くくらされた．

　今振り返ってみて，創業期に私がもっとやっておけばよかったと思うことも挙げておく．一つ目は，ビジネスモデル研究だ．思いついたビジネスモデルは，思いついた数週間は非常に神がかっているように思えるものだ．しかし，思いついたものがそのままうまくいくことなどない．Pivot（事業の一部分を変えること）の角度は違えど pivot して成長していくのが起業だ．関係しそうなビジネスモデルをたくさん理解し，予想が外れたとしてもビジネスの舵を切れるように，たくさんのビジネスモデルから選択できるように多くのモデルを知っておくべきだった．"ビジネスモデルを知る"とは，各企業がどのようにしてお金を稼ぎ，どんなコストが発生し，どのような競合優位性を作ることに成功しているのかを考えることだ．日

22

経メディカルなどのメディアでは様々な新しい起業が紹介されるが，どうやってその会社は生存しているのか，考えてみるだけでいい．創業当初にもっとここに時間をかけるべきだったと感じている．

もう一つは，私の経験と選んだ事業領域が完全にマッチしているわけではなかったことだ．exMedioの売上の大半は製薬企業から生み出される．病院勤務の経験やMBAの学習では，製薬企業のビジネス理論を表面からしか理解できておらず，MBAの夏のインターンなどで数カ月だけでも製薬企業を体験しておけばよかったと感じている．

また，一般企業勤務経験がないことも，初めは障害になっていた．意思決定のプロセスや，組織の考え方や，チームに必要な人材の能力要件を詳細に描くことができなかったからである．

私の経験を通して医療者が起業する場合，一つ目のビジネスモデルを理解する癖はぜひつけてもらいたいし，二つ目の企業への理解の乏しさについては，自分が選ぶ事業領域次第で，自分自身を補強するか，もしくは頼れる人をFirst Whoに選ぶなどしてなんとか耐え忍んで欲しい．

考えて欲しいこと 物部の場合

◎ **First Whoを誰にしますか**
モチベーションを共有できた人，信頼できる人，友人のように喧嘩しても仲直りできる人，プライベートも共有できる人

◎ **どんな内容で起業しますか**
自分の体験した課題をもとに，その課題を解決する市場があると考えられた場合

◎ **どんな条件がそろえば起業しますか**
この課題をフルタイムで解決してみようと決意できたら

◎ **果実の配分をどうしますか**
日々のキャッシュは成果に応じて，株の配分はリスク分配に応じて

◎ **選んだ事業領域は自分の経験とマッチしていますか**
振り返ってみるとマッチしていなかったと感じる．時間を戻せるならば，ビジネスモデルの理解と，インターンなどにより経験の補強をしたいと思う

参考図書

『君は，こんなワクワクする世界を見ずに死ねるか!?』
田村耕太郎（著）．マガジンハウス；2012.
勇気と覚悟を持ちましょう

『HARD THINGS』
ベン・ホロウィッツ（著），滑川海彦，高橋信夫（翻訳）．日経BP；2015.
つらいことが待ち受けていることをワクワクしつつ覚悟もしましょう

『新版 グロービス MBA 経営戦略』
ダイヤモンド社；2017.
ビジネスを考える上で最低限の基礎を名著の教科書から知りましょう

"Entrepreneurial Behavior"
Barbara Bird. Scott, Foresman and Company；1989.

2. exMedio 創業期後期のケース
すべては高知とのご縁

考えて欲しいこと

◎ **商品は何ですか**
◎ **事業計画をどうしますか**
◎ **会社としてのミッション，ビジョンをどうしますか**
◎ **初めの資金はどうしますか**

　私達の起業は，医師に臨床現場で生じた疑問を解決する方法を提供し，年間延べ何万人も患者をみる医師一人一人をサポートすることで，その先の何千万人の患者に対して間接的に医療貢献を行うこと，がテーマだった．私や竹村の医師としての経験と製薬企業からのヒアリングをもとに，プロダクトの初期仮説を以下のように立てた．私は精神科病院入院中で他院を受診できない精神科患者の皮膚科疾患をよりうまく治療することで，痛みやかゆみ，美容の問題を解決したいと考えていた．この課題が私のプロダクトの起源となり，皮膚科医と他の診療科医師をつなぐプラットフォームをプロダクトとして提供した．スマホのアプリをプロダクトとし，ユーザーは医師で，お金は一般企業から回収する，ツーサイドプラットフォーム型というビジネスモデルを開発した．Facebook や Figure 1 などとビジ

JCOPY 498-04896

ネスモデルは近いものを考えていた．先発の企業は PC を使用の中心としており，私達のプロダクトはモバイルフォーカスで医師が使用するタイミングもユニークであったため，先発の企業とは異なった製薬企業のマーケティングニーズを満たす（簡単にいうと，スマホ向けの広告と PC サイト向けの広告の違い）と考えていた．またユーザー医師数も，初期ヒアリングでは 5,000 人程度で，製薬企業としては魅力なマーケティングチャンネルに感じるという楽観的なヒアリング結果から事業はスタートした．

　上記の初期仮説をもとに，事業計画を作成した．事業計画は，非常にシンプルなモデルだ．売上は，先発の医師向けサービス（エムスリー社，ケアネット社など）をベンチマークとし，ユーザー数に比例して売上が伸びるモデルとした．費用は，ベンチマーク企業の人件費率などのコスト構造を理解し，私の会社も同じ％で伸びていくと仮定した比較法で作りつつ，「1 年後に従業員数は 5 人いて，一人 800 万円で，パソコンが必要で，オフィスが必要で」とより具体的な積み上げ式でも作り，比較法と積み上げ式とで比較し整合性をとった．ベンチマークについては，ベンチマーク企業の IR をもとに算出した．投資家向け広報である IR には業界の内部事情や競争環境の記載があり，業界の現状を理解するにはとても有用である．上場企業ならば HP から過去の分もさかのぼってダウンロードできるため，どのような起業であってもこのプロセスは変わらない．

　初期仮説の段階で事業計画を詳細に作り上げる必要はないが，簡単な事業計画を組むことで，自分がやろうとしているビジネスが，何のゲームかよりわかるようになる．私達の場合は，ユーザー数の増加と売上が比例するモデルを組んでいたため，ユーザー数がビジネスの価値を大きく左右することが Excel 上の再現で実感できた．そのため，初期は売上を気にするより，ユーザー数の増加に 100％コミットすることをイメージすることができた．ミッションの達成のためには，まずは医師ユーザーを増やすゲームに専念することに決めた．

　私達は，初期仮説のプロダクトと事業計画を作ることができた．次に，会社を本格的に作る準備を始めた．会社を作ることはとても簡単だ．ネットで会社設立と検索すると，たくさんの会社設立をサポートしてくれるオンラインサービスが出てくる．ネット上で必要な箇所を記載し，お金を払うだけであとは行政書士の方が申請してくれる．会社という箱が用意され，プロダクトもイメージできている．しかし，私達はそのプロダクトを

持ってどのような社会を実現したいのか，という会社のミッション，ビジョンを定義することを忘れていた．会社のミッション，ビジョンを考えることを当時私はとても邪魔くさがっていた．理由は，どんな社会を実現したいなどではなく，このプロダクトを世界に広めることをしたい！と無邪気に考えていたからである．しかしながら，Stanford 大学経営大学院の Stanford Venture Studio で過ごし，ミッション，ビジョンの重要性について繰り返し教え込まれていたので，「まあ成功した先人がいってるし」という軽い気持ちで，邪魔くさい（と当時は思っていた）ミッション，ビジョンの作成を行った．

　今振り返ってみると，創業期に取り組んでおいて大正解だった．会社は初めに思い描いた事業計画通りにいかず，またプロダクトもすんなりと受け入れられるはずがなく，少しずつ pivot しながら山の頂上を目指さなくてはならない．創業初期の想いを後々入ってくるメンバーに伝えるため，また自分達自身にとってもぶれずに目指していく指針をミッション，ビジョンに込めることで，事業の北極星として活用できる．事業を進めていく中で，どこに向かっているのか自分自身でも忘れてしまうことがある．このミッション，ビジョンというビーコンは方向を示す道標として本当に役に立つ．この作業は一見すると回り道をしているように思える時間かもしれないが，時間を費やしてやっておくべきだ．具体例を挙げておくと，外部要因により私達はプロダクトの名前を変更しなければならない危機があった．その際に，議論の指針になったのはミッション，ビジョンだった．また，動物の遠隔医療参入のお話をいただいたことがあった．短期的には売上になり，また医師向けに作っていたものをそのまま転用できるため開発にかかるコストも非常に少ない．さらに協業のパートナーは獣医師にリーチできるチャンネルを持ち，獣医師内に広げていくことも難しくないと感じていた．しかし，チームメンバーの一人から，それは私達のミッションに合っているのか，獣医師向けを作ることで本来注力しなければならない医師向けサービスへのコミットメントをそがれてしまう可能性はないのか，と狭まっていた私の視点を広げてくれる警告を受けた．事業計画の数字を達成したく，目の前の数字に飛びつきそうになってしまい，本来の注力ポイントを忘れてしまうところだった．私はミッションを理解し，「今，目の前の数字に飛びつく必要はない」と売上を捨てる不安を残しつつも納得し，獣医向けの協業のお誘いを断った．事業を進めていく中で，

JCOPY 498-04896

様々な話が舞い込んでくる．この中から真にするべきことをみつけ出すことは，特に創業初期では社長にかかっている．

　ちなみに，私達が開発したテスト版プロダクトについての笑い話だが，テスト版はアメリカ時代に作ったため，プロダクト内に英語が頻繁に使われていた．ユーザー登録のボタンを"sign up"と記載しており，医師から「会員登録はどこからするのか」と連絡をもらった．この体験は数年後に，医療者向けに英語論文を自動翻訳するサービスを作る上でヒントになった．

　次は資金だ．事業計画上は，会社設立数年間は赤字の計画だった．お金の獲得の仕方には大きく分けて debt capital（借入），equity capital（株式）の2種類がある．Debt は，銀行，投資家，友人，両親などから借り，資金を調達する．Equity は，投資家からの資金提供に対して株式を新規に発行し，結果的に投資家が会社の株主になることで資金を調達する．どの資金調達方法を選ぶべきかは，ビジネスモデルによる．初期投資額が数千万円までで，プロダクトが1年以内に現金になるビジネスモデル（お花屋さん，クリニックなど）は，debt による調達が適している．多額の設備投資が必要で回収まで何年もかかるビジネスや，赤字の期間が長く現金化できるまで時間がかかるビジネス（プラットフォーム型，研究開発型など）は equity による調達が適している．理由の説明は後掲の参考図書に譲るが，基本的には debt による調達のほうが資本コストが安いことを覚えておいたほうがいい．つまり，debt のほうが100万円調達した場合の費用が安い．debt はリターンがぶれず，会社が生き残るか死ぬかのリスクに対してリターンを受け取っている．一方，equity は全部払いきったあとの純利益がリターンであり，リターンがゼロの時もいい時もあり非常にぶれるし，また死ぬか生きるかのリスクもさらに負っている．そのため，equityのほうがぶれるリスクが大きく，そのリスクに対するリターンとして，高い資本コストを事業家に要求する．

　ちなみに，equity はお金を株と交換するため，タダでお金がもらえると思っているかもしれないが，全くそんなことはなく資本コストは debt より高い．また，equity による調達は，会社法により様々な権利が株主に発生し，投資契約書により多くの義務が創業株主に生じる．

　Debt，equity のいずれにおいても金銭貸借契約書や投資契約書があり，読み込まなくてはならないのはもちろんだが，特に罰則部分はきちんと理解することが重要である．Equity による調達に紐づく投資契約書を例に挙

げると，百戦錬磨の投資家達が様々な権利を盛り込んだ契約書を提示してくる．私は様々な医療系スタートアップの投資契約書を読んできたが，医療者の起業家は根がいい人なので，それにつけ込んで投資家に有利な条件を盛り込まれる可能性が高い．これは本当に気をつけて欲しい．また，大学系ベンチャーキャピタルも要注意だ．この人達は大学の教授のように寛容な人達ではない．プロの投資家であり，特に厳しい投資契約書を作ってくる．私が知る悲しい事例は，不当に低い企業評価をつけて高い比率の持ち分を実現しようとする，買取条項（経営者らに株式を強制的に買いとらせる）をちらつかせ優位に立とうとする，本当に買取条項のトリガーを引く，自分の持ち分の譲渡を新規資金調達の同意の前提にして自分の株式だけ売却できる機会を作ろうとする，など挙げればきりがない．

　また，「何億円調達した」のような話がかっこよく聞こえるかもしれないが，調達することはさほど難しいことではない．難しいのはそのお金をうまく使うことだ．プロダクトを成長させ，会社を魅力的な会社に成長させることが社長の主たる仕事だ．「社長の仕事はうまくお金を使うことだ」．この言葉は私のメンターに創業期に教わった．この言葉の重みを私は初め理解できなかった．だいたいの人間は 100 万円をうまく使うことはできるが 1 億円をうまく使うことは難しいからだ．多くの読者は経営者になったことがないと思うので，会社の成長に合わせお金の使い方にうまくなっていこう．

　話を戻すが，私達は他の起業と同じようにまずは手弁当でテスト版プロダクトを作成した．作成する過程で，高知ビジネスチャレンジというスタートアップ向けのベンチャーコンテストに応募した．わが地元の高知県で，高知県にゆかりのある企業に資金を提供するコンテストで，最優秀賞は 1,000 万円だった．私達は 2 位で優秀賞の 500 万円を獲得することができた．この資金でテスト版プロダクトを作り，まず 100 人の医師に使ってもらうところから始めた．また，第一号社員の獲得にもこの資金を大いに活用させてもらった．このビジネスコンテストの賞金は私達が獲得した賞金の中で圧倒的に使いやすく，会社をロケットスタートさせる原動力となった．このご縁もあり，会社の本社を私の大好きな高知県に置くことを決めた．

　高知県で資金を調達したあと，私達は Stanford 大学の先輩が経営しているインキュベーター（創業支援事業者）から資金を調達した．この調達

は，お金が欲しかったというよりも，その先輩にチームメンバーに入って欲しくて，投資を入り口としてチームに入ってもらったという経緯だ．株式による調達のいいところは，会社の企業価値が上げるために，株主にも積極的に関与してもらえるところだ．これは大きなメリットである．一方，借金（debt）により会社に関与してもらった場合は，基本的には会社がどんなに成長しても，借入先が会社から得られるお金は初めに決めた金利以上のものにはならないため，借金額以上の貢献を期待することが難しい．ちなみに，理論上はequityとdebtの違いは先述の通りなのだが，株主からのサポートは思っているよりも使いこなすことが難しく，あまり期待しないほうがいいというのが，振り返った際の私の意見だ．

　日本には，起業というチャレンジを選ぶ人には非常に手厚いサポートがある．国や都道府県のビジネスコンテストや競争的研究資金，日本政策金融公庫，地銀など，資金上は起業へのハードルは非常に低く設定されている．また，日本には起業家の数と比べ，十分な数の投資家とその資金があり，ヒヨコの起業家でも事業計画があれば投資家から資金調達できると感じている．「シリコンバレーと違って日本は起業しにくい」と考える人がいるが，資金面においてそれは大きな間違いであると思う．シリコンバレーでは起業家の数が豊富で，投資を受けるまでのハードルが非常に高い．一方，日本では投資家は資金を持ったはいいが，投資する先が少なく，投資判断のジャッジが甘いと感じている．特に創業期のスタートアップにはとても甘い．もし，日本において20人の投資家と出会い一人もOKといわない事業計画を書いたならば，その事業プランは相当センスが悪く，再考することをお勧めする．私がこれまで出会った起業家で唯一，事業をスタートできないだろうと思った方は，どうやって売上を上げるかを考えていなかった．その方にはビジネスではなくて，ボランティアで行うことをお勧めした．

　exMedio創業期に大学の授業で作ったビジネス説明スライドは**図2-1**の通りだ．今みると非常にpoorだが，参考になるところもあると思う．まずはこれくらいの資料を作るつもりで検討をスタートして欲しい．

Problem: Misdiagnosis of skin diseases by non-dermatologists

- Elderly people suffer from skin diseases in Japan

- However, there is not enough dermatologists

- Therefore, non-dermatologists sometimes need to see skin diseases

Non-dermatologists **misdiagnose** skin diseases

Pharmacos told us they are interested in our business model when our # of user reaches to a certain mass

	Who we talked to	Comments
製薬企業A	• Oncology, marketing	• Interested in if # of user exceeds 1,000
製薬企業B	• Manager, strategy department	• In addition to advertisement, it will be really attractive if the **APP can conduct survey for physicians**
製薬企業C	• Head of strategy and marketing & sales	• Very interesting business model • Should target **pharmacos with dermatology products**
製薬企業D	• Head of targeting, marketing department	• Pharmacos need to **move to digital marketing** because of impairing profitability • Mobile will be an effective channel

---

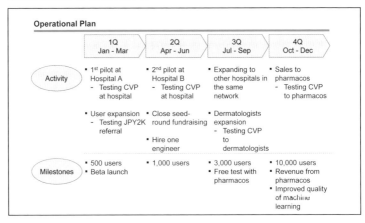

Operational Plan

	1Q Jan - Mar	2Q Apr - Jun	3Q Jul - Sep	4Q Oct - Dec

Activity	• 1st pilot at Hospital A
	  - Testing CVP at hospital
		• 2nd pilot at Hospital B
		  - Testing CVP at hospital
			• Expanding to other hospitals in the same network	• Sales to pharmacos
				  - Testing CVP to pharmacos

	• User expansion
	  - Testing JPY2K referral
		• Close seed-round fundraising
		• Hire one engineer
			• Dermatologists expansion
			  - Testing CVP to dermatologists	

Milestones	• 500 users • Beta launch	• 1,000 users	• 3,000 users • Free test with pharmacos	• 10,000 users • Revenue from pharmacos • Improved quality of machine learning

図 2-1 ◆ exMedio 創業期の説明スライド

JCOPY 498-04896

考えて欲しいこと 物部の場合

◎ **商品は何ですか**
臨床課題を解決するプラットフォームを提供し，ツーサイドプラットフォームによる売上を目指した

◎ **事業計画をどうしますか**
売上はベンチマーク企業と比較，コストはベンチマーク企業との比較法または積み上げ式で予想

◎ **会社としてのミッション，ビジョンをどうしますか**
事業を進めていく中で迷子になった時にいつも戻る場所としてミッション，ビジョンを作成

◎ **初めの資金はどうしますか**
自分の貯金と時間的コミット，ビジネスコンテストからの賞金

参考図書
※先行している企業のIRの中の決算説明会資料を読むと自分の業界を知る役に立つ

『**起業のファイナンス 増補改訂版**』
磯崎哲也（著）．日本実業出版社；2015.
お金について必要なことはここにある．Debt と equity capital の基本的概念もすべてこちらに

『**増補改訂 財務3表一体理解法**』
國貞克則（著）．朝日新書；2016.
会社のお金の流れについてはこちら．私は Stanford 大学卒業後に読んだが，どんな授業よりわかりやすかった

『**ほっとこうち**』
わが高知県について知りたい場合はこのタウン情報誌がお勧め！

Column

高知について

　私は大学から高知にきて，大学で7年間お世話になり，その後アメリカにいた2014年に高知県に会社を作った．高知大学には今でもお世話になっている．大学時代の様々な経験ができる時期に高知県にいられたことが本当によかったと思っている．そして，高知県の観光大使のように，高

知県に私の好きな人達を連れて行っている．アメリカ時代には Stanford 大学の同級生と高知に遊びに行った．ひろめ市場で飲んでいると，たまたま横には California 大学 Berkeley 校（湾を挟んで Stanford 大学の対岸にある．車で 1 時間くらい）の集団がいた．そんなビックリするような偶然も与えてくれる高知県をみんなに紹介したいと思う．ぜひお越しの際には参考にして欲しい．

● **魚の店 つづき：**値段表がないので会計までひやひやするが安い．

● **黒尊：**コースのみ．狭いが個室もあり，お子様連れでも大丈夫．

● **源内：**うなぎが激おいしいです．

● **たたき道場：**カツオのたたきを自分で作って食べられます．ただ，たたきはひろめ市場などでもとてもおいしく食べられるので，体験以外にはあまり価値がないかも…

● **牧野植物園：**感動する植物園です．日本の植物の 3 分の 1 を名づけたといわれている牧野富太郎先生が高知出身なのでできた高知が世界に誇る植物園．

● **餃子の安兵衛：**高知といえばかつおの前に餃子を挙げるほど，実は高知は餃子がうまい．高知市内に何店舗かあるので「やすべえ　高知」で検索して行きやすいところを探して行ってみて欲しい．ひろめ市場内にもあり．

● **日曜市：**お勧めは，夏の「ところてん」です．高知のところてんは，かつおだしで食べるのでとてもさっぱりしていておいしい．

● **ひろめ市場：**高知といえば，ひろめ！ というくらい有名なオオバコ飲食施設．朝 8 時から空いており，かつおのたたきやお肉など高知の食べ物がなんでもそろう．何でもおいしいが，有名なのは，明神水産のかつおのたたきと，やいろ亭の塩たたき．

● **てんこす：**おしゃれなお土産屋さん．日曜市にはない，おしゃれな高知土産がある．

● **高知のスーパーで買って食べてみるもの**

ところてん：高知のところてんはかつおだしベースで，おいしいです．

リープル：高知のヤクルト．おいしいので大人も子供も飲んでみてください！

マルサのさしみ醤油：高知の刺身醤油はどろっとしていておいしい．これをたれにして焼き鳥を作るとやばい．

たけざきの卵焼き：イオンにあるおいしい卵焼き屋さん．

JCOPY 498-04896

3. 初めてのプロダクトローンチとチーム

考えて欲しいこと

◎ メンバー（社員）はどのように採用しますか
◎ 初めのお金でどこまでやり切りますか
◎ メンバーとは果実をどのように分けますか
◎ 投資家をどうやって探しますか

　2014 年 12 月に創業し，2015 年 3 月にテスト版プロダクト（ヒフミル君）を Android のアプリストアにローンチした．医療介護者が起業する場合，やはりエンジニアのパートナーは欠かせないと感じている．プロダクトの開発は一部外注を活用したが，外注先との窓口はエンジニアの今泉がCTO（chief technology officer）として担った．これを医療者の私がいきなりというのは難しい．また，プロダクトの開発には無駄や想定していないことがつきまとう．医療者が自分の専門である医療の領域で起業する場合であっても，ぜひ優秀で信じられるエンジニアとチームアップすることをお勧めする．医療介護業界の人間がプロダクト開発について判断するのはなかなか難しいので，実際はエンジニアの判断が"信じられるか"ということがポイントとなる．では，"信じられるか"についてだが，私は，そのエンジニアがジャッジしたことは「本当に正しいのか」と疑いから入らず，「まあいいか」と信じることから入れる人，が信じられる人である．

　テスト版を作る際には，何を検証するかを明確にして MVP [*1] を意識しなければならない．「"これ"にみんな困っており，"これ"があれば世の中がよくなる」と思い起業をスタートしているはずだが，本当に"これ"の市場が存在するのか確かめる必要がある．"これ"が成立するための要素を分解し，この前提が崩れたらすべてが終わる，という重要な要素についての仮説をまず検証すべきだ．ちなみに，ヒアリングで初期仮説の検証を済ませることもあるが，私はそれをお勧めしない．ヒアリングは仮説を立て

---

*1　MVP（minimum viable product）：価値を提供するための製品やサービスの最小限の構成のこと．参考図書の『リーン・スタートアップ』で紹介されたコンセプトで，機能的な最小限ではなくユーザー側の視点に立ってみて，ユーザーがその価値を受けられる最小限の仕様を意識されている．

るにはいいが検証には向かない．人は意図していなくても嘘をつくし，特にヒアリング相手の医療者は，ちょっと考えたあとにちょうどいい感じにヒアリングの回答をしてくれる傾向があると感じている．医療機器などと違い，医者全体が使うことを想定している To C（個人）向けのプロダクトは，実際にプロダクトがないと検証は難しいと思ったほうがいい．初めから想像している 100% のプロダクトを作ると莫大なお金がかかるので，その前に仮説に分解して，優先度の高い順に仮説の正しさを確かめながら，時には方向修正しながら，プロダクトを成長させていく．

　一方で，すべてを検証しなければ前に進めないか，というとそういうわけではない．検証する時間とコストと，作ってしまうコストを常に比較して，検証しなくてもいいものは検証せずにどんどん進めていく場合も必要であることは加筆しておく．例えば，私達のプロダクトの中に，あるサービスを入れてみる際に，初めから全体に適用するか，小さく検証するかの議論があった．小さく検証する作業と全体に適用することの作業がほぼ同じで，さらにほかのサービスへの悪影響はなかった．この場合，検証はせずに全体に適用してデータをみて判断することにした．すべてにおいて検証しなければならないと思考停止していたら，作業が二度手間になるところだった．

　私達が初期に立てた検証項目の具体例を挙げてみよう．困った症例があったらメールしてもらい，それを専門医に転送し，専門医が答える，という簡単な仕組みを少数の友人医師に提供した．すると，相談のメールはある程度想像通りの頻度と症例数であった．また専門医側もアドバイスにそこまで苦慮することはないことがわかった．ここまでほとんどコストがかからずに仮説検証することができた．初期検証にて，最低限のニーズとフローの確認が終わり，医師と専門医の体験をよりよいものにするためにアプリ化し，初期のプロダクトは完成した．

　次の検証項目は「このプロダクトをどうやって医師に広げるか」だった．私達の場合は，広げるためのマーケティングチャンネルを，自社がコントロールできるチャンネルと自社ではコントロールできないチャンネルに分け，さらに自社がコントロールできるチャンネルをオンラインとオフラインに分け，それぞれの具体的アクションを書き出していった．オンラインでは，Facebook や Google 検索などの広告，YouTube の動画広告などが当てはまる．また，他社の医師向けメーリングサービスも活用した．オフ

ラインでは，講演会や学会活動，学会ブース出展などが当てはまる．次に自社でコントロールできないものには，例えば他社との業務提携などが当てはまる．どのチャンネルを使うかは，一度すべてのチャンネルを使ってみて，CAC（customer acquisition cost：ユーザー当たりの獲得コスト）を確認していった．この中で失敗したものを挙げると FAX だ．私の勤務していた病院には一日何枚も業者からの FAX が届いていた．調べてみると FAX を医療機関に流してくれる業者があったので，トライしてみた．初めの数回は，反応もよく，コストも安かったため，非常によいチャンネルだった．必要ないと感じた医療機関もあっただろうが，多くの医療機関とうまくコミュニケーションをとれていると感じていた．しかし，その後2回連続で FAX 送信に失敗し，宛先と内容が合ってないなどの不手際が発生した．謝罪の電話を多数かけることになり，信頼を失いかけた．あくまで私達の経験ではあるが，FAX はリスクとリターンのバランスが釣り合わないと思い，2回連続の失敗以降は使っていない．

　各チャンネルのコストをある程度予測できたあとは，使うチャンネルを絞った．どのチャンネルを使うにも資金が必要だったため，大型の資金調達（シードラウンド）を実施する必要があった．シードラウンドでは，数多くの投資家と会う必要があった．今後一生おつき合いしたいと思える投資家と出会うために，20組ほどの機関投資家と個人投資家に会った．会った件数自体は，他のスタートアップと比べると多くはないと感じている．理由は，前回ラウンドで先輩のインキュベーター（JOMDD 社）に入ってもらっていたので，ファンドを紹介してもらうことができたからだ．また，大学のつながりで Stanford 人脈に会うことができた．前回の資金調達の目的はチーム増強の目的が強かったが，今回のラウンドでもチームの増強を目的としながら，私達の会社にどれくらいの価値を感じてくれるかという点も投資家を選ぶ際の検討項目に置いた．

　投資家との出会い方は人それぞれだが，優先順位は，① 人に紹介してもらう，② 起業家のピッチイベントで登壇して出会う，③ 機関投資家の HP から面談依頼を申し込む，④ 投資家個人の Twitter を探し DM する，あたりかと思う．①と②をお勧めするし，もし周りに紹介してくれそうな知り合いがいないならば，私に連絡してもらってもいい．話をお伺いし，最もマッチするであろう投資家をご紹介する．

　私達はシードラウンドでの投資家を，医療の業界または IT の業界に興

味があるか，個人として尊敬できるか，を基準にして決めた．シードラウンドでは起業家側である私達が有利だった．シードラウンドにおいて投資家は，ビジネスモデルとともに個人のプロフィールを重視する．私達のチームと事業計画は，書面上は綺麗に整っており，強気で交渉することができた．投資家との交渉の順番や中身については前節の参考図書（『起業のファイナンス』）に詳細があるので，ここでは概略にとどめる．自社の事業を説明し，興味を持ってもらい，出資に関する論点整理表（タームシート．p.38 からの**図 2-2** を参照）をもらうことが一つ目のチェックポイントだ．タームシートの中には，株式の種類，一株価格，株主の権利などが記載されている．このタームシートで，どこをネゴシエーションするべきかというのは**図 2-3**（p.40-41）のようになる．このポイントは私が Stanford 大学の Entrepreneurship & Venture Capital という Eric Schmidt の授業で教わったことなので指針になるのではないかと思う．

　要約をさらに要約し私のコメントを足していくと，

- 企業価値（valuation）は最終的に自分達の持ち分の面積が重要であり割合ではない．
- チームメンバーのモチベーションのためチームメンバー向けに株式を取得できる割合を定めてくことがある．それを employee pool と呼ぶ．投資家は自分達の株式希薄化（割合が小さくなる）ことを恐れ，employee pool の割合を大きく設定しようとするが，起業家は自分達の割合が減らないように employee pool の割合を小さくしようとする．この要約では全体の 10〜40% を employee pool として設定することが一般的だと記載があるが，上限値（40%）は日本より大きい．
- 配当（dividends）は，投資家との交渉ではとんど重要な項目とはならない．
- 優先残余財産分配権（liquidation preference）とは，M＆A などのみなし精算時も含む清算時に，普通株主に先立って，優先株主が投資金額の X 倍の分配を受ける権利についてを指す．X は 1〜2 倍の場合が多い．
- 株式の種類（type of security）は，ベンチャー投資においては優先株が一般的に使われる．参加型（participating）の優先株の場合は，投資家にさらに有利となる．
- 買戻し条項（redemption rights）は，アメリカにおいては重要な交渉とならないようだが（削除を依頼できる），日本においては起業家への義務違反への罰則規定として記載が入っているケースが多いように感じる．

JCOPY 498-04896

- 希薄化防止条項（anti-dilution）は，株価が前回調達時と比べて下回った際に，前回調達時の転換比率を調整するものである．
- 議決権（voting rights）や表明保証（reps and warrants）は入ることが一般的．
- 取締役の選任（board composition）については，起業家と投資家の考え方に差分が発生する箇所でありしばしば衝突する．
- 事業は複数の創業者で起業することが常ではあるからこそ，誰かが辞めた場合に備えなければならない．創業者間契約を結び，創業者の誰かが抜けた場合の株式買戻し契約（founders vesting）は検討しておいたほうがよい．

　タームシートに企業価値が書いてあるが，その企業価値に一喜一憂すべきではない．特に創業初期の調達においては，企業価値は記載があったとしても意味のないものと捉えるべきだ．それは事業計画についた価値ではなく，あなたが人生をかけると宣言したことに対して，現時点でのあなたの信頼につけられている数字だ．

　私達は，シードラウンドで投資家回りをしている時期に，大型のビジネスコンテストに入賞し，総務省から競争的研究資金を獲得することができた．特に創業初期には，応募できそうなビジネスコンテストにはどんどん応募することをお勧めする．応募の過程で，ビジネスプランがどんどんブラッシュアップされ，もし入賞できなかったとしても，プレゼンテーションの非常によいトレーニングとなる．いくつか大型のコンテストに通ったあとは自社以外の申請のサポートをお願いされるようになった．数をみていくと，通りそうなものと通らなさそうなものは何となくわかるようになった．いくつか tips を挙げると，コンテストの趣旨に沿ってないものや，旬から外れているテーマやビジネスプランはやはり通りづらい．また，書類やプレゼンテーションの内容が首尾一貫していないものも多くみられる．もし，書くのが邪魔くさくて文字を埋めるために何となく書いている文章やスライドがあれば，それは削除して短く提出することをお勧めする．また，人的なつながりや顧問が誰か，なぜそのつながりや顧問を獲得できたのか，そしてどう活かすのか，を書くことはとても意味があると感じている．これらは民間のコンテストでは評価につながりにくいので出す必要はない．また，起業直後のコンテストでは起業家のレジュメが判断に強く影響する．弱いレジュメの起業家は，初期メンバーに強いレジュメの人を入れる，投資家に有名人を入れる，などで対策可能である．

XXXX 年 X 月 X 日

XXXX 御中

XXX 株式会社

弊社は、弊社の管理運営する投資事業有限責任組合を通じ、本タームシートに記載する条件にて貴社の発行する株式を取得する意向があることを、本タームシートをもって表明いたします。
なお、本タームシートは、貴社の資金調達に係る貴社との議論のために作成されたものであり、法的拘束力を持たず、当社に対していかなる義務を課すものでもありません。また、本タームシートに記載された条件は、今後の貴社事業に係るデューディリジェンスおよび貴社との協議の結果によって変更される可能性があることにご留意ください。

第1　発行概要

1	種類	A 種優先株式
2	株式の数	XXXX 株
3	払込金額	1株当たり XXX 円
4	払込金額の総額	XXX 百万円
5	Pre-Money Valuation	XXX 百万円
		※株価 XXX 円 ×（発行済株式総数 XXX 万株＋予約権 XXX 万株）

第2　A 種優先株式の内容

1	優先配当	・1株当たり払込金額の 3% ・普通株式に優先、非累積・非参加型
2	優先残余財産分配	・1株当たり払込金額と同額 ・普通株式に優先、参加型 ・みなし清算条項
3	金銭と引換えにする取得請求権	・事業譲渡又は会社分割により事業の全部又は実質的に全部を第三者に移転した場合に行使可能 ・1株当たり払込金額と同額
4	普通株式と引換えにする取得請求権	・A 種優先株主となった以降いつでも行使可能 ・取得比率 1：1 ・希薄化防止条項（コンバージョンプライス方式）
5	取得条項	・上場にあたって主幹事から要請を受けた場合に会社が取得可能 ・取得比率 1：1 ・希薄化防止については前項を準用
6	議決権	・株主総会：有り（1株につき1個の議決権） ・種類株主総会：なし（投資契約書の事前承認権でカバーする）
7	株式分割等	・株式の分割、併合、無償割当、株主割当を行うときは、全ての種類の株式につき同一割合で行う。

図 2-2 ◆ タームシート一例

　ビジネスコンテストで認められた場合，あなたのスタートアップは，潜在顧客やメディア，投資家などはもちろん世間からも注目され，効果としてはとてもポジティブだ．特に，国や都道府県主催のビジネスコンテストへの応募は積極的に進めてよい．通ったあとにも進捗評価の資料にたくさ

JCOPY 498-04896

第3 投資契約書

1	契約当事者	投資者：XXXXX 1号投資事業有限責任組合 発行会社：XXXX 経営株主：XXXXX
2	資金使途	取得資金は●に充当する。
3	上場等に関する努力義務	●● 年 ● 月末までに上場又は M&A 等による投資者保有株式の売却を実現する発行会社及び経営株主の努力義務
4	取締役及びオブザーバーの選任	・投資者による取締役1名の指名権 ・投資者によるオブザーバー1名の指名権
5	事前承認権	主に以下の事項についての投資者の事前承認権 (1) 定款変更 (2) 株式等の発行又は処分 (3) 合併、株式交換等 (4) 役員の選任（経営株主の選任は例外とする）又は解任 (5) 投資に関する契約の締結、変更又は解除 (6) 発行会社の株式等の譲渡等に対する承認 (7) 株式上場に関する事項の決定又は変更
6	誓約事項	(1) 反社会的勢力等との関係遮断 (2) 法令、定款、社内規則等の遵守 (3) 関連当事者との公正な取引
7	経営株主の専念義務等	・投資者の承諾なく、取締役の辞任、再選拒否をしない。 ・投資者の書面による事前承諾のない兼職及び兼任の禁止 ・在任中及び退任後2年間の競業避止義務
8	投資者の新株等引受権	株式発行等における持株比率に応じた投資者の引受権
9	経営株主による株式等の譲渡	経営株主による株式等の譲渡等の禁止 経営株主による株式等の譲渡等に際しての投資者の優先買取権、譲渡参加権
10	投資者の優先受領権 （みなし清算条項）	M&A の場合における投資者（A 種優先株主）の残余財産分配の優先権
11	ペナルティ （株式買取義務）	発行会社及び経営株主は、以下の場合に連帯して株式買取義務を負う。 (1) 投資契約違反 (2) 表明保証が重要な点において真実又は正確でなかった場合 (3) 事前に同意のない支配権の変更等
12	買取価格	以下のうち投資者の指定する価格とする。 (1) 1株当たりの払込金額 (2) 類似業種比準価額 (3) 1株当たりの純資産額 (4) 直近取引価格

図 2-2 ◆ タームシート一例（つづき）

ん名前が載り，検索でも引っかかるようになる．また，心理的なものではあるが，国や都道府県に規制などについて相談しやすくなる．ちなみに，私達は国や都道府県，公的機関から計 1.4 億円の補助を受けることができた．国民の皆様から 1 円くらいずついただいていることになる．税金を活

図 2-3 ◆ Stanford 大学で教えられた投資契約書のポイントの要約

用させていただいていることもあって，このサービスは医師をレバレッジすることで，1.2 億人みんなにとって幸せで意味のあるものにしようと心に強く思えた．

　私達は国等の補助金と投資家を合わせて，シードラウンドで 1.5 億円ほど調達することができた．この金額は適当に決めたわけではない．事業計画を照らし合わせ，2 年間売上ゼロでも生きていける金額として額を決定した．資金調達は最低でも 3 カ月，長ければ 1 年近くかけることもあり，

JCOPY 498-04896

Redemption rights:

Not typically heavily negotiated

Anti-Dilution:

Negotiated, but not very rigorously. Most deals are "broad base". A company with a troubled past, or a financing being done in a harsh climate, may find the VC's looking for "full ratchet" protection.

Voting Rights:

Pretty standard, typically not heavily negotiated. VC's usually have blocking power over major corporate transactions like a sale, merger, or large security issuance.

Reps and Warrants:

Pretty standard.

Board composition:

This is sometimes negotiated with some rigor. Founders often want to keep a founder-oriented board and VC's often want to place themselves and outside industry-knowledgeable people on the board. Since most company's board, in the beginning, consist of multiple founders and management, these board composition discussions sometimes force founders to choose among themselves who will continue to serve on the board and who will go off – which is why these discussions are sometimes not easy.

Founder vesting:

While not especially contentious, this term often receives a fair amount of focus, especially in an "A" financing. Founders understandably often seek vesting credit for prior service and also seek vesting protection if they are terminated for other than "cause."

図 2-3 ◆ Stanford 大学で教えられた投資契約書のポイントの要約（つづき）

サービスに本腰を入れなくてはならない最中に資金調達に時間をとられるのはもったいない．そのため小規模な資金調達を刻むのではなく，2 年間という長期間に必要な額を選んだ．

　さて，私達は，2015 年中旬に 1.5 億円の調達を終え，サービスへの注力に焦点を絞った．その結果，2015 年 8 月にユーザー数が 1,000 人を超えることができた．サービスローンチ後，約半年はかかった．とても長く感じたが，桁が上がった瞬間に胸が躍ったことを覚えている．しかし同時に，頑張ってサービスのよさを医師にお伝えすることに懸命になっていると，ある医療系の団体を怒らせてしまうことになった．サービス内容やサービスの打ち出し方に前例がなかったため，その団体の感情を害してしまった．これは本当に今でも反省しているが，30 万人という小さい医師コミュニティに対してサービスを提供する中で，しっかりと礼儀やルールを理解

しておくべきだったと反省している．前例やしきたりを守り続ける必要は
ないかもしれないが，理解して破る意思決定をするのと，知らないで勝手
に破っているのとは，対応も異なってくる．参入しようとしている事業の
関係者への対応に，しきたり，ルール，礼儀などの調査も入念に行うこと
をお勧めしたい．

　ところで，初期メンバーだけでサービスを伸ばせるわけではなかった．
チームの補強が必要だった．私達の場合はまずは知り合いの紹介を受ける
リファレンス採用を行い，チームを構成していった．友達の友達までを採
用する感じだ．病院での医療者採用にもリファレンス採用はよく使われて
いる．労働環境が十分に整っておらず，働き方やプライベートを知ってい
る人にきてもらうほうが採用する側としては紹介会社経由より安心して採
用できる．また，名もなく創業間もないベンチャーにきてもらうためには，
熱く語らなければきてもらえず，往々にして熱く語れる相手は知り合いに
限られるだろう．チームメンバーが10人を超える頃までリファレンス採用
を中心に採用を進めた．これには賛否両論あるが，私達はすでに知り合い
関係である人と仕事がしたかった．何が起こるかわからない創業期は，働
く時間などをフレキシブルに対応したく，また衝突に対して素早く解決し
たかった．また，やはり信頼できるかどうかは，履歴書と職務経歴書だけ
ではわからないこともあると思っている．当初私達はスタートアップ向け
といわれるビジネスSNSを採用チャンネルとしていた．ここで出会った志
望者達は本当に悪い意味で"やばかった"．一人は採用途中で連絡がとれな
くなり，採用したもう一人は経歴書の内容と実務能力に大きな差があった．
ビジネスSNSが悪いわけではないが，私達にとってはよい印象を持てな
かったため，その後は採用を中止した．今は，会社の知名度を上げること
ができたので，自社サイトからの応募があり，自社サイトが採用の窓口の中心
となっている．自社サイトからきてくれる人には，とても素敵な方が多い．

　メンバーもそろってきたところで，私達は事業が成功した時のキャピタ
ルゲインの果実をどう分配するかも再度考えなければならなかった．リス
クをとって私達のところにきてくれたメンバーに対して果実を配布するの
は当然と考えていた．配布の仕方は様々あるが，大きく分けると毎月の給
料と株的なもの〔株やストックオプション（新株予約権．以下SO）〕に分
類できる．SOとは，ある条件をクリアしたら株を特定の価格で購入でき
る権利のことだ．給料は短期的なコミットに対して，株やSOはとったリ

スクと成果に対して支払うものと認識している．初期のメンバーはリスク
をとってくれたので SO を配布する考えだった．株ではなく SO を活用し
た理由は，株は権利関係が複雑で，取得のためにメンバーからの現金が必
要になり，創業者にとってもメンバーにとっても大きなリスクであった．
また，SO や株は，一般的にはコミットメントとリテンションにつながる
といわれている．会社が成果を上げ，会社の価値が上がると持っている
SO や株の価値も上がるため，頑張るモチベーションにつながる，という
理屈だ．しかし振り返ってみると，全員にこの理屈は当てはまらなかった．
何人かの人は，作業や会社のやっている内容に興味があり，SO は彼らを
動かす原動力にはならなかった．SO の設計には，フェアネスの観点は重
要だが，それだけで配布すると会社にとって意味のない配布になってしま
うため，どの観点から誰に SO や株を持ってもらう必要があるか検討する
必要があると今では考えている．

考えてほしいこと 物部の場合

◎ **メンバー（社員）はどのように採用しますか**
初めはリファレンス採用．その後自社サイト経由を中心に

◎ **初めのお金でどこまでやり切りますか**
2 年間，売上ゼロでも行けるところまで

◎ **メンバーとは果実をどのように分けますか**
SO を活用

◎ **投資家をどうやって探しますか**
紹介してくれる人を探す

参考図書

『リーン・スタートアップ』
エリック・リース（著），伊藤穣一（解説），井口耕二（翻訳）．日経 BP：2012.
MVP のコンセプトを紹介．MVP を意識してサービスを開発していくことで，リソー
スの効率的利用が可能となり，開発が効率化する．素晴らしい感じがするでしょ
う？　約 10 年前の本ですが今でも読む価値は十分ある．

『一瞬で人生を変える　お金の秘密 happy money』
本田　健（著）．フォレスト出版：2019.
チーム内のお金の分配に悩んだら．また，自分個人としてお金との付き合い方に悩
んだら．

4. プロダクトについて

考えて欲しいこと ✐↗
◎ サービスの設計は，ユーザーからの視点が入っていますか
◎ プロダクトの成功か失敗かの評価はどのように行いますか

　ここで，私達のプロダクトについてさらにご紹介したい．プロダクトについては，あまりに個別性が強いので，プロモーションのような詳細な紹介は省き，読者の血肉になるような内容を抽出して共有したい．

　プロダクトを一言でいうと，医師と医師の互助を支援するプラットフォームだ．イメージとしては，医師同士のシェアリングエコノミーだ．医師は専門性がバラバラなので，自分の弱い診療領域を他の医師がオンラインで補うことで，よりよい医療を提供できるようになる，という仮説のもとで始めた．100 人程度のテストを行い，医師にとってニーズがあることを確認した．そのあとは，プロダクトをより多くの医師に届けるために，医師ユーザーを増やすマーケティングが活動の中心だった．サービス開始後は，メンバーを 2 つのチームに分けた．KPI（key performance indicator．各チームが目標とする数字）を医師ユーザー数と置き，その増加のために活動をする Acquisition チームと，サービスが使われる頻度を KPI とし，それを高めるために活動する Activity チームだ．2 つのチームは，個別に切り離されたものではないが，情報共有しお互いにアイデアを出しつつ，別々の数字を追っていた．医師ユーザー数については，ベンチマーク企業の IR にて医師ユーザー数の推移を確認することができたため，そこから私達にとっての目標数字を設定することができた．年間 1 万人以上の医師に新規ユーザーとなってもらうことを最低目標とした．Activity チームの目標設定における課題は，使ってもらう頻度の数値設定だった．高ければ高いほうがいいに決まっているが，何％を目指すべきなのかをベンチマーク企業の IR から捉えることはできなかった．また，私達の場合，売上は製薬企業からを想定していたが，製薬企業はどのくらいの頻度で使われるサービスならばマーケティングチャンネルとして魅力的に感じるかのイメージを持つことも難しかった．さらに，私達のサービスはスマートフォンメインで，エムスリー社などのベンチマーク企業とは医師ユーザー

JCOPY 498-04896

がサービスを使用するシチュエーションが異なる．そのため，製薬企業への価値提供がベンチマーク企業とは全く違い，さらに目標の推測を困難にした．また，医師にとっての利便性を失うことなく，製薬企業にも使いやすいようにしなければならないので，サービス開発は非常にバランス感覚が必要だった．

　私達のサービスは当初は非常に使用感が悪かった．特定の状況で使われるイメージは持っていたが，どのような流れでその状況にたどりつき，実際にどのように使われるかを考え切れていなかった．そのため，サービスリリース直後は，利用頻度は想定していたより低かった．当初，カスタマージャーニーや消費行動モデル[*2]などのマーケティング視点を持ち合わせていなかった私は「こんな使えるのに，なぜ使わないのか」と訳がわからなかった．あとから考えてみると，なぜあの時わからなかったのだろうか，というものがたくさんある．理由は2つあったと考えており，一つは単に知識と経験がなかったため非効率に進めてしまったこと，もう一つは，様々な人の意見が入りすぎて優先順位づけできなくなり，とてもミクロな視点に引き込まれたことが原因だった．特に商品開発をしている最中は，現場も大切だが，鳥の目になって，全体像をみることを意識しなければならない．木をみてばかりで森がみえなくなる．

考えて欲しいこと 物部の場合

◎ **サービスの設計は，ユーザーからの視点が入っていますか**
初期は自分目線すぎるプロダクトになっていた．

◎ **プロダクトの成功か失敗かの評価はどのように行いますか**
ベンチマーク企業と比較して目標の数字を設定し，目標からの乖離があれば理由の仮説を立てて，検証して確認を繰り返す．倒産しない限り検証を繰り返せるので失敗はないと思う．

[*2] カスタマージャーニー，消費行動モデル：Chapter 3 の「医療者が知っておくべきマーケティングミックスのフレームワーク」（p.131）を参照．

参考図書

『実践ペルソナ・マーケティング 製品・サービス開発の新しい常識』
高井紳二（編集）．日本経済新聞出版；2014.

ただのアイデアを，使われるサービスに進化させることができる．製品開発の前に
一冊はマーケティングの本を読んだほうがよいだろう．マーケティングとは，広告
だけの話ではなく，市場と製品を結びつけるすべて，とても幅広い領域を担当する．
製品開発の前にぜひ一冊．

『アントレプレナーシップ』
ウィリアム・バイグレイブ，アンドリュー・ザカラキス（著），高橋徳行，田代泰久，鈴木正
明（翻訳）．日経 BP；2009.

アントレプレナーシップの教科書．非常にぶ厚いが，起業に必要なスキルを薄く広
く学べる．

『エンジニアリング組織論への招待 不確実性に向き合う思考と組織のリファ
クタリング』
広木大地（著）．技術評論社；2018.

非エンジニアがエンジニアとのおつき合いに悩んだら．医療者は，エンジニアが
いっていることと考えのフレームワークを理解できず，必ず仕事の仕方に悩むは
ず．非エンジニアが考えるエンジニアとは何か，非エンジニアはどのようにエンジ
ニアとつき合ったらよいかがみえてくる．

5. プロダクトは変化する？

考えて欲しいこと

◎ 初期プロダクトはどこまでがんばりますか
◎ ヒアリングやアンケートで何を求めますか
◎ Pivot なくサービスを作るにはどうすればいいでしょうか

　非常に手間なく入力できる問診項目の開発など，プロダクトの UX（ユー
ザーエクスペリエンス）をどんどん改善していき，ユーザー医師は効率的
に患者情報を伝えられるようになった．また，アドバイスを与える専門医
側の仕組みも改善し，質問から 30 分以内に回答が質問者に届くようになっ
た．劇的に使いやすくなったはずだ．私自身も，実臨床で困った際に使って
みたが，大変使いやすく，使用頻度も上がった．以前から使ってくれていた医
師も，より使うようになったと知らせてくれた．また，へき地や単科病院の医
師からは，たくさんの感謝の言葉をいただき，本当にやりがいを感じていた．

JCOPY 498-04896

使ってくれるファンの医師も増え，総使用回数も増加してきた．しかしサービスが進んでいくにつれ，2つの問題が発生した．一つは，よいことなのだが，専門医からの回答が適切すぎて，医師ユーザーが学習していき，使わなくても問題を解決できるようになった．もう一つは，皮膚科疾患に課題感を持っている医師は想像ほど多くなかった．ニーズは広くあるが，実際に使ってみようというレベルの課題感ではなかったのだ．

ヒアリング時点で医師にニーズがあることを確認したつもりになっていたが，私達がとったヒアリング結果から推定される数字と，実際に使われる数字は全く異なっていた．ヒアリングはとても難しくプロに任せるべきであると考えることもできるが，私はヒアリングはあてにならないと考えている．ヒアリングは仮説が決定的に間違っていないことだけを確認するもので，プロダクトを実際に使ってもらうしか検証の方法はないため，失敗してもいいようにプロダクトはできるだけ小さくスタートするべきである．いわゆるリーンスタートアップの考え方である．リーンスタートアップの概念も知っていたし本も読んでいたが，実践できていなかった．繰り返すが，ヒアリングやアンケートで正解が出るということは決定的に間違いだ．医療者は特に診断において会話をする癖があると思う．質問者が欲しい回答を想像して，求められている回答に合わせにいってしまう．また，質問者も自分が求めている回答を得られるようにアンケートやヒアリングを工夫してしまう．このような医療者特有の特性のため，アンケートやヒアリングを意思決定の要素とせずに，参考の一つとして捉えたほうがよい．どんなサービスが求められているかをユーザーに聞いてみようという観点でユーザーにアンケートやヒアリングを行うことは究極の悪手である．それで使われる製品が作れるならば誰もベンチャーで"失敗"はしない．

ヒアリングやアンケートではなく，実際に動いているサービスをユーザーがどうやって使っているかの行動データ（オンライン上に残っている足跡）からみてみるといい．例えば，HPはみてもらえるが会員登録してもらえない場合は，サービスの内容に魅力がない，魅力をきちんとHPで伝えられていないなどの原因が仮説として立てられる．どの仮説が正しいか，行動データの中身を確認してみる．ユーザーがアプリをダウンロードして中身を触ってみたが実際に使用しない場合は，サービス内の導線が悪い，サービス内の魅力が予想より小さいなどの原因を仮説として立てるこ

とができる．実際に使ってもらった行動履歴/行動データから理由を考えることで，アンケートやヒアリングなどより，圧倒的に信じられる仮説を立てることができる．

行動履歴から仮説を立て，その仮説の可能性に優先順位づけするためには，ヒアリングやアンケートは役に立つ．反対に，ヒアリングやアンケートから仮説を立て，行動データをみて仮説の確からしさも検証できる．何がいいたいかというと，繰り返しになるがアンケートやヒアリングだけで仮説を結論づけすることはやめよう，ということである．後悔することになる．

さて，私達は「ヒフミル君」でたくさんの医師を会員にすることはできなかった．そのため，想定していたビジネスモデル（製薬企業などのマーケティングチャンネルとして活用してもらう）を実行することができなかった．サービスかビジネスモデルのいずれかの pivot を迫られていた．ビジネスモデルの pivot は，ヒフミル君を使う 1 万人の医師からマネタイズをする方法が最も考えられた．しかし，有料化を含めた様々な検討を行ったが，私達はサービスの pivot を選んだ．サービスの pivot のほうが，ビジネスとしても，医療への貢献としても，より大きくなり，さらに pivot 後のサービスをイメージしやすいと考えた．当時のサービスは皮膚科だけに注力していた．Pivot により皮膚科だけからその他の科にも広げるのだ．

まず，眼科に広げた．これはチームメンバー内でも非常に議論が活発に行われた．私は，皮膚と眼について対応できると，外から写真が撮れる範囲すべてがサポート対象になり，医師の診療の課題に寄り添えるようになると考えた．しかし，あるチームメンバーは，眼のサービスを作る意味がないといった．実際に，眼底などの情報がないため，眼科医からのアドバイスは表面的な内容しかできなかった．そのため，使う医師が少ないであろうことは想像ができた．しかし，皮膚に続く 2 つ目の領域として，眼科領域をスタートした．私は，使われなくてもいいと思っていた．「外から写真が撮れる範囲すべてがサポート対象」というコンセプトが医師の期待度の上昇，さらには会員登録につながると考えたのだ．しかし，振り返ってみると，私の仮説は正しいのか，事前により確認するべきだったと思っている．サービスが広がっていかない焦りと，眼科サービス拡張に伴う初期コストがそこまでかからなかったこともあり，ヒアリングはゼロで，自分の感覚でスタートした．ただ，眼科にも広げた結果は，会員増にとても寄与したというわけではなかった．私はさらに焦り，次の手を必要としていた．

　サービスが成長していない時の精神的に，このような"やられる感じ"
は，なんという日本語が最も適切なのだろうか．とても気持ちが悪く，嫌
な気持ちであった．当時，サービスが成長していないことがとても怖かっ
た．また，サービスが成長していないのは，100%自分に責任があると考
え，私しかこの課題を解決できないと感じていた．不安の解決のために，
自社に取り入れられる可能性を感じるサービスは業種問わずリサーチしま
くったし，海外のサービスにもヒントがあると思い，アメリカだけではな
くカナダやインドのサービスなど，ありとあらゆる可能性を探った．答え
は私と自社の外にある気がした．そして，いつも以上に多くの人々に会っ
た．それにより正しい答えが出たのかどうかはわからないが，私達は結局，
大きな pivot を行った．
　Pivot は，2つあって，一つは前述した皮膚科や眼科に特化したサービス
から全診療科に広げること，もう一つは質問者と回答者は別々でQとAは
一方通行だったが質問者が回答者にもなれる双方向のサービスにしたこと
である．"支援"から"互助"の概念に舵を切るというものだった．サービ
スの特徴の大きな変更とともに，サービス名も変更した．"ヒフミル君"か
ら"ヒポクラ"に変更した．ヒフミル君では，皮膚科しかアドバイスを受
けられないように思われるため，ヒポクラテスからとったヒポクラに変更
した．創業の 2014 年 12 月から，2016 年 12 月までちょうど2年間，ヒフ
ミル君と過ごしたが，その後はずっとヒポクラの名前を続けている．
　Pivot は非常に難しい．金額的な大変さと心身的な大変さ，2つの意味で
難しい．Pivot を繰り返して PMF（product market fit: ユーザーに使われ
ることが確認できたもの）をみつけに行くが，PMF をみつけられるか，お
金が尽きるか，どちらが早いかの勝負になる．お金がない中での pivot は
本当にドキドキする．「この pivot でダメならもうあかんやろうな」と思っ
たことが何回もあった．もう一方の心身的な大変さは，前述のとおりお金
による苦悩とともに，pivot をチームに伝え，pivot した新しい方向にチー
ムを一つにまとめることにある．チームメンバーは，リーダーだからとい
うだけの理由で私の意思決定を受け入れてはくれない．受け入れてもらえ
るストーリーを作ることがリーダーの仕事だ．そのストーリーを作り，
チームメンバーの納得を得る活動が心身的に非常に疲れる．
　私達は今でも，皮膚や眼という専門領域を絞った軸から全診療科に広げ
たことと，ヒフミル君からヒポクラへの名前の変更といった pivot は，よ

かったのか悪かったのかわかっていない．Pivot は，ゴールを捨てること，もしくはゴールを変えることではない．ゴールに向かうための道筋を変更することだ．自分の実現したい世界を作るために，道筋の仮説検証をして，よりよい道筋に pivot を繰り返していく必要がある．しかし，私達はこれらの pivot で大きな特徴を捨てた．また，自分の初期の仮説を棄却した．もしかすると，もっと大きな成功を収めていたかもしれないが，今生き残っているので失敗ではなかったことは確かだ．

考えて欲しいこと 物部の場合

◎ **初期プロダクトはどこまでがんばりますか**
初期プロダクトは重要な仮説の検証を可能にするできるだけ小さなもの

◎ **ヒアリングやアンケートで何を求めますか**
何も求めない

◎ **Pivot なくサービスを作るにはどうすればいいでしょうか**
Pivot することなく成長しきれるなんてあり得ない．ほぼすべてのベンチャーは pivot を経験するので，pivot を恐れないこと．しかし，特に大きな pivot は体力とお金がいるので心して行うこと

参考図書

『孤独がきみを強くする』
岡本太郎（著）．興陽館；2016.
リーダーはいつも孤独．孤独と仲良しになるために．

『ビジネスモデル・ジェネレーション ビジネスモデル設計書』
アレックス・オスターワルダー（著），イヴ・ピニュール（著），小山龍介（翻訳）．翔泳社；2012.
Pivot する際には，ビジネスモデルも見直しを同時に行うこと．ビジネスモデルは，ビジネスモデルキャンバスを使って整理すると，見える化できる．ビジネスモデルキャンバスの使い方について詳細に記載してある．

『リーン・スタートアップ』
エリック・リース（著），伊藤穣一（解説），井口耕二（翻訳）．日経 BP；2012.
リーンスタートアップについて説明している本はたくさんあるがまずはこの一冊を．また，リーンスタートアップの本のまとめサイトがあるので，検索してサマリを読んでから本書を読んでみてもわかりやすい．

JCOPY 498-04896

6. 何を捨てて何を得るか

考えて欲しいこと

◎ 社外に自分のファンはいますか
◎ 協力してくれるパートナー企業のための自分は何ができますか
◎ ご縁は大切にしていますか

　私達は特徴を捨てた．捨てたか，変化したかはわからないが，個人的には，初期に作りたいと思っていたものとは異なる医療のエコサイクルを開発することになった．この pivot で初期の特徴を捨てた結果，幅広く医師のニーズを捉えることができるようになり，参加してくれる医師数は格段に増えた．

　医師ユーザーが増え，数は力であることを知った．これまで見向きもしてくれなかった複数の企業が私達に興味を示してくれるようになった．例えば，一部上場企業との業務連携をすることができた．お互い医師ユーザーに対してサービスを持っていたが提供している内容が異なっていたので，協働してよりよいサービスを作っていこうと波長が一発で合致した．こういった出会いはスタートアップの醍醐味だ．

　またこの時，自社のファンでい続けてくれるパートナーが必要だと感じた．社長の仕事は，マネジメントもあるが，ホームランを狙いに外でふらつくというのはとても重要だと思う．ふらつく先は六本木や新地，ひろめ市場ではなく，日本橋や大手町，梅田，はりまや橋だ．大きな夢を人生の大先輩と語り，ともに大きな仕事を成し遂げるパートナーを社外にみつけよう．パートナーとの語らいは，想いだけでも，力だけでも実ることはない．想いと力の両方がないとダメで，成長していく過程で両方の力を身につけよう．

　もう一度事業連携の話に戻る．初めに業務連携してくれた一部上場企業とはお互い全力で努力したが，うまくいったわけではなかった．私の実力不足もあるが，それ以上に，医師ユーザーに対して新しい価値提供ができなかったことが原因だと感じている．この連携は，決してマイナスではなかった．しかし，大きなプラスでもなかった．こういった連携を行うかどうかの意思決定はどうやって行うべきか，今でも悩む．経営学的にはDCF

（ディスカウントキャッシュフロー）という手法があり，プロジェクトのNPV（net present value）が計算上プラスならば実行，マイナスならばやらないと考えるのが一般的だ．前述の業務提携のNPVはどう計算してもプラスだっただろう．しかし，特に起業したばかりの時期にはなかなか使い勝手が悪く，机上の理論だと感じる．起業時は少ないメンバーで多くのタスクを並列で行う．チームメンバーにとって貢献が大きくないと感じるプロジェクトに人月を投下することは，チームの雰囲気やモチベーションに悪い影響を与える．その結果，全体のパフォーマンスが悪くなる．

　その後の数年間で，私達は10ほどの大きな業務提携を行った．業務提携は骨が折れる作業だが，10のうち3つホームランにできたことは，確率としては高いと自負している．一つ目の成功した業務連携は，同じ医療系スタートアップだった．サービスの方向性が違ったため，お互いを補完することで有意義な業務提携を行うことができた．スタートアップ同士なので，力は弱いが，とあるニッチな領域でお互い大きなシェアを持つことができた．小さいが，特定領域には力を持ったスタートアップ同士が提携して，お互い大きく飛躍するチャンスを得ることができた．この経験から，強みを持つスタートアップ同士の提携はとてもよい選択肢だと実感した．成功した2つ目の提携はグループインした会社であり，今の親会社だ．グループインする前に，その会社との関係は業務提携から始まった．この会社との提携は，詳しく語り出したらそれだけで1冊の本になるが，本当にミッション，ビジョン，そして山の登り方までばっちり一致したものだった．一緒になったら2倍以上の速さで山に登れると確信できたので，業務連携をさらに進めるために，業務連携を経てその会社に自社を売却することになった．業務提携からさらに一歩踏み込んで，グループイン（売却）を選択した理由は，本chapterの9と10に述べる．最後の成功した連携の3社目は，自社の売却前から連携をさせていただいていた医療系企業だ．その企業に売却の報告に伺ったその時の記憶は鮮明に覚えている．なぜその会社にグループインしたのか，その結果で医療にどのような大きなインパクトを出せると考えているのかなどをご説明させていただいた．そしてその後，その医療系企業とは，さらに強く連携させていただけるようになった．トップ数名に私の話を聞いていただき，ご理解いただけた．そういった出会いとご恩を一生大切にするのが社長の役割であり，人間的な行動であると感じている．私は一生，この2社のトップの方々についていく

JCOPY 498-04896

と決めている．

考えて欲しいこと　物部の場合

◎ **社外に自分のファンはいますか**
ファンを作るのが社長の義務．ファンを作れるのも社長の醍醐味

◎ **協力してくれるパートナー企業のために自分は何ができますか**
一方的に有利な提携などあり得ない．相手の幸せを100％考えて提携を考えると実行性のある素敵な提携を実現できる．契約書の文言で騙さない．

◎ **ご縁は大切にしていますか**
ご恩とご縁を大切にしない人はビジネス界では信頼されない．医療界と同じで，ビジネスの世界も非常に狭い．それが嫌なら，日本を飛び出してアメリカかシンガポールへ行こう．

参考図書

『コーポレートファイナンス 戦略と実践』
田中慎一（著），保田隆明（著）．ダイヤモンド社；2019.
DCFは意思決定する上でサポートになるので経営者だけでなく全員が知っていて欲しい概念．私生活でもこの考え方が役立つ．基本的概念は，今日の1万円と5年後もらえる1万円は時間という要素が加わっているから，同じ価値じゃないよね，という考え．100万円を1年後に105万円に増やしてもなぜ失望されるかということが理解できる．

『組織行動論の実学─心理学で経営課題を解明する』
DIAMONDハーバード・ビジネス・レビュー編集部（編集）．ダイヤモンド社；2007.
チームのモチベーションや組織に悩んだらぜひ．私自身もたびたび開く良著である．

『リーダーシップ論 第2版』
ジョン・P・コッター（著），DIAMONDハーバード・ビジネス・レビュー編集部，黒田由貴子，有賀裕子（翻訳）．ダイヤモンド社；2012.
組織論といえばこれ．様々なリーダーシップ論があるが，医療者にはとても理解しやすいリーダーシップ論．

ナイスな人になる．誠実，嘘つかない，ストレートに

　アメリカは日本の何倍も契約書が分厚い．様々な理由があるが，誰か全然知らない人とビジネスしていくことを前提にしているアメリカと，小さいコミュニティの中で仕事をしている日本との違いと考える人がいる．例えば私は，初めて仕事をする人は，Facebook で共通の友達が何人いるかを調べる．また，念のため Google で個人名を検索し，5 ページ目まで調べる．そうするとどんな領域の人かをつかむことができ，過去に事故のない人かがわかる．また，重要な仕事で，信頼関係が必要な場合は，FB での投稿や，FB で誕生日メッセージをくれている人のメッセージのやりとりをみて，事故歴がないことを確認する．

　例えば最近「上場を 2 回経験して，お金をたくさん持っている．一緒に仕事をしないか，儲かるぞ」といってきた人がいた．やはりお金持ちはこんな割のいい話を持っているのかぁ，と感動とともに，その彼ともっと仲良くなりたくて高知名物のかつおのたたきを送ったのだが（しかも戻りガツオの脂ののったおいしいやつ！），送ったあとに念のために彼のリファレンスチェックを始め，共通の友達に出てきた友人に，なんとなしにその彼がどんな人か聞いてみた．すると，彼は会社を一度倒産させており，その倒産のさせ方に問題があり，責任を果たさず，非常に悪い評判を持つ人物だったということがわかった．倒産したことが悪い訳ではなく，倒産という非常事態に彼が誠実に対応しなかったための評判であった．結婚と同様，私は誠実で嘘をつかない人との仕事が心地よい．なので，彼との仕事はやめなかったが，規模をかなり縮小してスタートした．信頼ができてきたら当初お話いただいた仕事まで大きくしたいと思っている．

　もう一例は，「ナイス」を絵に書いたような Stanford 大学出身のシリコンバレー在住の投資家の話をしたい．お金とナイスの因果関係はいったん置いておいて，彼はリッチでナイスだ．彼は「シリコンバレーは小さいコミュニティで，信頼関係で成り立っている．なので，ナイスであり続けなければいけないし，ナイスでなければシリコンバレーで投資機会を得ることができない」といっていた．ナイスとは何ぞやということであるが，日本語でいうところの，"誠実"だ．いいものはいいし，よくないものにはきちんと No を伝える．怒りという感情をビジネスで出さない，それだけだ．私は創業期に，ナイスな彼からの投資を受けたくて，彼にプレゼンテーションをした．そうすると，非常にナイスに No といわれた．そして，「英語がわからなすぎて，CEO を変えるか，日本人の投資家を回ったほうがい

いよ」とナイスを上塗りするアドバイスくれた．英語力を上げるという選択肢は私にはなかった（英語に対する苦手意識が強すぎる！）ので，帰国し投資家を探すこととなった．

　FB や Linkedin が世界をとても小さくした．その結果，誠実に，ナイスに，嘘をつかない人の価値が上がったと思う．逆に，誠実に，ナイスに生きているとその分自分に戻ってくるものがあるので，ぜひナイスであることを心がけよう．

7. チームとミッションのこと

考えて欲しいこと

◎ **チームメンバーとどのくらいの距離感でいたいですか**
◎ **自分のリーダーシップスタイルを理解していますか**
◎ **経営理念はどうやって作りましたか．チームメンバーは経営理念について理解していますか**

　時間軸が前後してしまうが，創業した瞬間から始まるチーム内での人間関係の悩みについて考えてみたい．

　医療者と非医療者がチームを組み，医療介護業界で起業した場合，以下の3つの違いから人に関する悩みが発生する．

　　1）リーダーシップの違い
　　2）モチベーションの違い
　　3）思考の違い

　1）リーダーシップの違いから始めよう．病院やクリニックでは，患者ごとにプロジェクトが立ち上がり，医師がプロジェクトのリーダーを務めるケースが多いだろう．ここでのリーダーシップは，一人の医師がプロジェクトのチームを率いる，ワントップ型のリーダーシップ（カリスマ型リーダーシップ）である．医師だけがリーダーシップを発揮する機会があるわけではなく，看護師は一人で複数の患者を担当する看護業務でチームを組みリーダーシップを発揮する機会を得る．一方，在宅医療では，ケアマ

ネージャーや連携室，訪問看護師などと緩やかにチームを組み，一人の医師がすべてを決定するというよりは，意思決定は多職種に分散している（グループによるリーダーシップ）．あなたの起業した会社をどちらに寄せるかは，パーソナリティやサービス内容，チーム構成によって異なると思うが，起業はマラソンであり，あなたもチームメンバーも短期間で疲れすぎてはならない．長期間走り抜け，ゴールテープを切るためには安定したペースで走り切らねばならない．自分とチームメンバーにとって疲れすぎない程度の適切なストレスとなり得るリーダーシップをみつけよう．リーダーシップのスタイルとリーダーシップを受ける側（チームメンバー）の気持ちを考えられるようになるためにも，様々なリーダーシップスタイルを知ろう．後掲の参考図書なども参考にして欲しい．

2）モチベーションの違いについては，起業した医療者の時間経過によるモチベーションの変化と，チーム内の医療者と非医療者のモチベーションの違い，の2つに分けて説明したい．

起業した医療者の時間経過によるモチベーションの変化は，臨床現場を経験した者に特有である．自分自身のモチベーションへの懐疑が生じることで起きる．医療介護業界での起業ですら，臨床現場経験者からすると，起業後は患者との距離を感じることが多い．例えば医療介護業界でITを使った起業の場合，臨床と比較すると患者とのつながりは間接的となる．さらにバイオや創薬の場合，患者に製品が届くまでの時間軸が大きく伸びてしまい，より患者との距離は遠くに感じるだろう．どんなに強く臨床現場や患者への貢献を意識して起業をしたとしても，患者と距離が出るので「なぜ私はこんなことをやっているのか．臨床現場のほうが患者と近く，もっと幸せを感じられたのに」とモチベーションにグラつきが生じる時がくる．特にサービスの停滞期など，現場が懐かしくとても楽しかったように思えるだろう．それは成長痛である．ぐっとこらえよう．私の場合は，創業2, 3年目にこの時がやってきた．様々な手を打ってはいるがサービスが伸びず，外部との連携も話は進んでいるが，いつ実現できるかわからないような状況で，会社のキャッシュだけが減っていった．結果（治療成果）が出やすい臨床医療と比べて，私のやってきた2, 3年の成果は何なのか，と悩むこともあったが，ぐっと我慢した．キャッシュが切れたらそこで強制的に試合終了となるので，キャッシュが切れるまでは停滞期を抜け出すために可能な限りの手を打とう，結果じゃなくてプロセスを楽しもうと，

JCOPY 498-04896

自分自身のモチベーションの維持に努めた．プロセスを楽しんでいるうちに霧は晴れていた．

　患者との距離感については，週1日程度の医療者としての勤務や，病院やクリニックで実際製品を使っている医療者と患者からのヒアリングなどを行うことで，感じていた患者との距離感を縮めていった．正直，この距離感は今でも残っている．やはり，現場で患者へ貢献できた時の感覚は特別なものだ．これは，医療介護者だけではなく，飲食店スタッフや，警察官，お花屋さんも同じ気持ちを持っているのではないだろうか．現場は現場でやはり楽しく特別なものである．

　チーム内の医療者と非医療者のモチベーションの違いにも違和感を覚えることがあるだろう．すべての病院や施設は，経営理念は違えど患者の健康の維持向上がミッションである．また，法律や医療介護保険に支えられており，来院した患者のためにフルコミットできる状態なので，考えるべき変数は一般ビジネスより明確であり，変数の種類自体も少なく，より患者の健康だけに視点を集中できる．しかし，非医療者は，患者としての体験によるモチベーションか，医療以外のモチベーション（技術やビジネスモデルなど）であり，医療者のモチベーションとはベクトルの異なったものであることが多い．医療介護業界の起業であっても，すべてのチームメンバーが医療現場を理解している必要はないかもしれない．しかし，理解しておいて損なことは何もないと思っている．私達の場合は，関係のある医療法人にて一日医師体験や一日看護師体験を実施した．チームメンバーからも，患者の喜ぶ顔をイメージできるようになるなど，いいことがあったと好評であった．誰が喜ぶか，顔を思い浮かべて製品を作れるのは強い．

　最後に3）の思考の違いから発生する悩みについて説明しよう．医療機関では患者の健康というゴールに向かって，エビデンスがしっかりしたケアやキュアを行っていく．基本的には，どこの病院もクリニックも同じ診断治療になる（なるべき）のが医療である．病院や診療科，職種が変わったとしても，思考のプロセスや意思決定フローについては理解できる範囲内の人ばかりであろう．しかし，ビジネスでは，医療介護業界のビジネスであっても様々なバックグラウンドの人達と仕事をすることになる．もともとの業界や，職種によって全く考え方や考える順番が変わる．例えば，営業などのsell side出身は人を魅了させる（場合によっては騙す）ことが得意な傾向があり，プロジェクトなどを検討する際には可能性を広げるこ

とに心地よさを感じることが多い．反対に buy side 出身者は疑い深く，提示された可能性からよりよい選択肢を選ぶことを志向する傾向がある．また，感覚が非常に研ぎ澄まされるクリエイティブな業界出身者は，思いついた順に考えていくことを好むし，逆にコンサル出身者は未来や目的とするゴールから逆算して行動を選択していく傾向がある．どの考え方や思考の順番がよいというものではなく，個人の“思考の癖”であると思っている．医療介護者が起業した場合，まだ経験したことのない思考の癖を持った方々と出会い，一緒に仕事をしていくことになる．初めは，様々な思考の癖を持ったメンバーと仕事するのは効率が悪いと感じ，一人で仕事したほうが速いと感じるかもしれない．しかし，リーダーである自分が成長し様々な癖の人とつき合えるようになると，多様な人々が社内でうまく働けるようになり，会社の推進力が向上する．多様な考えに慣れていこう．

　元医療従事者だけでビジネスを作ることはできない．1)，2)，3) の悩みは，会話量と時間が解決してくれるが，創業期からスタートダッシュするために，後掲の参考図書を読んで実践に活用することを強くお勧めする．

　起業の最初だけはビジネススキルに悩むが，その後はずっと組織の悩みが続く．

　私は創業後，一人目のチームメンバーを迎えた瞬間から，組織の悩みは尽きたことがない．困っている患者さんの顔も思い浮かぶが，それより強くチームメンバーの顔が思い浮かぶ．チームが最も困惑する顔をする時は，会社がどこに向かっているのかわからない時だった．目標や意味をしっかり伝えているつもりだったのだが，十分ではなかったと反省している．会社には様々な想いと考えの人が集まる．その中で，会社の憲法となるのがミッション，ビジョンだ．会社によってはミッションやビジョンはなく，経営理念と表現するところもあるだろう．この会社はどこに向かい，何を目的とするかを宣言するものだ．ミッション，ビジョンを侮ってはいけない．会社の運営メンバーも，チームメンバーもプロジェクトに深く関わっていくほど自分のアクションが，会社やサービスにおいて，どこに位置しているのか忘れてしまうことがよくある．そこで引き戻してくれるのが憲法であるミッション，ビジョンだ．ただ，扱いには十分に注意するべきだ．ヘルスケア領域の起業にはつきものだが，ミッション，ビジョンを社会的使命のみに傾倒してしまうと，お金を稼ぐ活動の立ち位置が会社内

であやふやになってしまう時がある．経営者からするとお金を稼ぐことは
ミッションを達成するために必要な活動であることは自明だが，そう思っ
ていないチームメンバーが増えてくることがある．「そのアクションは患
者にとって悪く働く」「そういうビジネスをすると，医療者が使いにくくな
る，不満が出る」などだ．"すべてを患者の健康のために"など100%社会
的に正義な方向のミッションを立てた場合，ミッションとビジネスをつな
げてチームメンバーを鼓舞することは重要なリーダーシップだと思うが，
誰しもができるわけではないと思う．そのため，初めにミッションを考え
る際にしっかり考え抜き，お金を稼ぐ活動とミッションがしっかり紐づい
た形になるようにするべきである．

考えて欲しいこと　物部の場合

◎ **チームメンバーとどのくらいの距離感でいたいですか**
創業者でありリーダーであっても，目標に一緒に向かっているチームメ
ンバーの一人として振る舞い，同じ目標を持ったメンバーとしてつき合
う．

◎ **自分のリーダーシップスタイルを理解していますか**
カリスマ型のリーダーシップでは長距離走を走り切れないので，グルー
プでのリーダーシップを選択した．また，私の興味や能力は凸凹して
いるので，グループでリーダーシップの凸凹をなくそうとした．

◎ **経営理念はどうやって作りましたか．チームメンバーは経営理念に
ついて理解していますか**
初めは経営理念の必要性を感じていなかったが，メンバーが増えてく
るに従って同じ頂上を目標とするためにも重要と認知してきた．

参考図書

『組織行動　理論と実践』
須田敏子（著）．NTT出版；2018．
リーダーシップについては，学問としては組織論と戦略論として論じられている．
組織行動を知ることはリーダーシップの向上につながるのでお勧め．

『組織行動論の実学—心理学で経営課題を解明する』
DIAMONDハーバード・ビジネス・レビュー編集部（編集）．ダイヤモンド社；2007．
チームのモチベーションや組織に悩んだらぜひ．私自身もたびたび開く良著である．

『リーダーシップ論 第2版』
ジョン・P・コッター（著），DIAMONDハーバード・ビジネス・レビュー編集部，黒田由貴子，有賀裕子（翻訳）．ダイヤモンド社；2012.
組織論といえばこれ．様々なリーダーシップ論があるが，医療者にはとても理解しやすいリーダーシップ論．

『死ぬことと見つけたり』
隆慶一郎（著）．新潮社；1994.
時代がどう変わろうとリーダーはコミットしなければならない．経営者はみんな読むべき．

Column

チームメンバーが捕まった話

友人でありチームメンバーの一人が，オフィスに現れないと思っていた午前10時ごろ，Yahoo! ニュースに彼の名前が載っているのをみつけた．テレビをつけてみても彼の顔や名前が出てくる．同時に2人捕まり，彼は「会社員」となっていたが，もう一人は会社名が出ていた．容疑の内容は彼のプライベートにかかわる内容であり会社は関係ないが，その時直感的にもう会社は終わったと感じた．やはり，雇用した人間として，被害者に対し責任を感じていたので，被害者と，友人でありチームメンバーでもある彼にはできることはなんでもしようと思っていた．しかし，それ以上に，経営者としてチームメンバーと一緒に仕事をしてくれている外部の会社の方々，多くのお金を会社の成長に預けてくれている株主の顔が浮かんだ．その日から2週間は生きている心地がしなかった．結果として，会社には特に何の実害もなく済ますことができた．

その日を振り返ると，10分間ほどはパニックになったが，その後のチームの動きはとても素晴らしかったと思える．被害の可能性の分類と，各ステークホルダーの洗い出しと情報共有内容の決定など，非常に冷静に対応することができた．その日は，まずチームメンバー全員に現在知っているすべての情報，今後の対応方針について共有を行った．その対応している中，私をサポートしてくれた様々なステークホルダーの方々には，今でも感謝してもしきれないくらいの気持ちを持っている．その時支えてもらえた経験はその状況にならないと得ることができなかったので，その点だけは罪を犯した彼に感謝している．

JCOPY 498-04896

　　もう二度と悪いことをする仲間はごめんだが，もし何かあったとしても最適に冷静に動ける自信がある．彼のプライベートな癖を雇用者として気づけなかったことに対して被害者の方々には心から謝罪したい．友人としての気持ちを述べることを許されるならば，彼には更生してもう一回チャレンジして欲しい．

8. サービスが急拡大する時

考えて欲しいこと

◎ **急拡大した理由は理解できていますか**
◎ **急拡大した理由は再現性のあるものですか**

　私達のサービスは，医師をユーザーとしている．医師は全国におよそ30万人いるのだが，サービス登録医師数が1万人を超えるまで非常に時間がかかった．2015月3月にテスト版からスタートし，2015年8月に1,000人，2017年2月に5,000人，2017年12月に1万人の医師ユーザーに到達した．しかし，ここまでは1カ月500名程度しか登録してもらえず，1次関数的にしか成長できていなかった．本chapterの5でも記載した通り，つらく暗い時代だった．しかし，この時代に様々なプロダクトの仮説とトライアルを実行していった結果，ここから5万人に達するまでは非常に速く伸びていった．理由は，プロダクトの仮説を再三施行して医師により好かれる形のサービスに進化できたこと，その仮説検証の最中に大型の業務提携を3本成功させたこと，そして最後に外部環境が変化したことにあると考えている．

　仮説検証については，あらゆることをA/Bテストをして最適解をみつけていった．今は，アプリやFB広告など，簡単に出し分けができるため，どちらがいいか悩むものは，ユーザーに実際に使ってもらい，実際のユーザーの行動からよい選択肢をみつけ，なぜそちらのほうがよく使われるのかの仮説を立てて，また検証して，を繰り返し続けた．その結果，紹介した皮膚科と眼科領域から他の診療領域へも広げるpivotを遂げることができた．医師にとってもその先の患者にとっても価値提供が広がってきてい

るように感じた．サービス上の数字からもその実感はあったし，また周りの医師からも使っているよ，と声をかけてもらう頻度も増え，広がりを実感できていた．

　3本の業務提携は，細い接点から何度も何度も面談を重ね，いずれも1年以上かけて信頼を獲得し，提携させていただけるようになった．業務提携は，長期間のおつき合いになることを考え，フェアな連携になるように，こちらが受け取るものだけではなく相手に何が提供できるかも非常に深く考えた．業務提携の主目的は，医療者への認知を広げることだったが，長期間にわたり密度の濃い会話を行っていたことで，業務提携の中から当初は想像していなかったサービスや商品も生まれた．その一つは，医療の地域連携をサポートするサービスであり，業務提携先の企業と，当初の認知向上施策を進める中，ユーザー側の医療者の声から発見した課題に対し両社でサービス開発を行うことができた．

　また，外部環境の変化もあった．医療データ，医療SNSに社会的に興味が向き始め，社会からの期待も非常に大きくなった時期だった．このように，プロダクトの進化×信頼の獲得×外部環境変化により，サービスが急拡大することとなった．

　プロダクトの進化×信頼の獲得×外部環境変化の上記3つの要因の中で，外部環境の変化だけは予測不可能かつコントロール不可能な要素である．だからこそ，外部環境の変化に柔軟に最適な対応をしていけることが，よい経営者の条件だと思う．一見すると向かい風のようにみえる外部環境を追い風に変えることができる経営者，また追い風の外部環境変化で既存と新規参入が入り乱れて競争が激化した時に競争に勝てる経営者こそが有能だと思う．前者の例は，コロナ危機によりインバウンドがなくなって売上ゼロになった観光業者が，観光業で作った海外とのチャンネルを活かし，輸入サポート業を新規事業として起こした，といったものだ．後者の例は，コロナ危機による遠隔医療の事実上の解禁で何十もの業者が遠隔医療プラットフォーム事業に参入し，市場は急拡大し競争が激化している領域にみることができる．ここで勝つ経営者は真に有能だ．

JCOPY 498-04896

考えて欲しいこと 物部の場合

◎ **急拡大した理由は理解できていますか**

プロダクトの進化×信頼の獲得×外部環境変化に対応できた．プロダクトについては，開発のセオリーである，小さく作り検証し大失敗を防ぐということを守れた．

◎ **急拡大した理由は再現性のあるものですか**

外部環境変化は予測不可能かつコントロール不可能な要素があり，運も左右する．しかし，プロダクト開発と信頼獲得にはセオリーがあり，再現性がある．

参考図書

『これ以上やさしく書けない　プロジェクトマネジメントのトリセツ』
西村克己（著）．パンダ・パブリッシング；2018.
プロジェクトの運営の仕方をわかりやすく理解できます．

『図解即戦力　PMBOK 第 6 版の知識と手法がこれ 1 冊でしっかりわかる教科書』　　前田和哉（著）．技術評論；2019.
PMBOK（project management body of knowledge）というプロジェクトマネジメントの知識体系があり，PMP（プロジェクトマネジメントプロフェッショナル）という国際資格があります．PMBOK に沿ってプロジェクトマネジメントを学ぶと体系だって理解できるのですが，ちょっと起業家には量が多すぎるかもしれません．気になる方向け．

※プロジェクトマネジメントでは，WBS（work breakdown structure）にプロジェクトを落とし込みますが，複雑すぎても操作できないので私は簡単に以下の図のようなものを使っています．

マイルストーン								実施日	残日数	14 土	15 日	16 月

※営業日数は開始日も含めた日数です．

	task	完了チェック	担当者					任意入力	期間			14 土	15 日	16 月
			PMO	企画	UXD	エンジニア	ユーザー	備考欄	開始日	終了日	営業日数※			
チャンク1		□									0			
		□									0			
		□									0			
		□									0			
		□									0			
		□									0			
		□									0			
		□									0			
		□									0			
		□									0			

9. 譲渡

考えて欲しいこと

◎ 譲渡を考える理由は何ですか
◎ 譲渡後会社に残りたいと思いますか

　サービスが伸びてくるタイミングで，2018年に大きな事業提携をすることとなった．理由は，目指している山の頂上は非常に近かったことと，協働することで医師がオンラインで必要とする重要なもののほぼすべてを提供できることにある．出会ってから提携の話が出てくるまではとても速かった．素晴らしいリーダーシップとビジョンを持ったリーダーが提携先企業にはたくさんいた．

　そして，2019年4月1日に株式会社exMedioは，事業譲渡を行い，親会社の連結子会社となって，独立したスタートアップとしての時間は終わった．

　事業譲渡は，事業を進めるスピードをさらに速めるために行った．「もったいない！　会社は自分の子供」と思う気持ちがないことはなかったが，自分の会社への所有欲より自分の会社のミッションへたどり着きたい達成欲に目線を合わせると，事業譲渡の意思決定を行うことができた．またこの事業譲渡は私だけの努力ではない．ミッションへ一直線に突き進むチームの努力と，私達に未来を感じてくれた現親会社のおかげである．

考えて欲しいこと 物部の場合

◎ 譲渡を考える理由は何ですか
　ミッションに到達できる確率を高めるため，到達するための時間短縮のため．

◎ 譲渡後会社に残りたいと思いますか
　ミッション到達のため譲渡したので，親会社の力も活用しミッションに到達できるまでやり切りたい．

JCOPY 498-04896

参考図書

『この 1 冊でわかる！ M & A 実務のプロセスとポイント』

大原達朗，松原良太，早嶋聡史（著），一般財団法人日本 M & A アドバイザー協会（編集），中央経済；2014.

譲渡前は M & A に強い弁護士と話すことになるが事前にある程度勉強しておくこと.

---

10. 譲渡後

　事業譲渡は，事業を進めるスピードを速めるものであると理解はしていたが，実際の体験は想像していた以上にスピードが上がった．また，グループイン先の親会社は大企業だが，非常に風通しがよく，私達の意思決定をサポートする方向で，リソースを配分してくれた．また会社の文化についても，押しつけてくるものは何もなく，私達の文化を尊重してくれている．グループ内のコラボレーションも盛んで，たくさんのチームと新しいビジネスを作り出すことができた．スタートアップの社長時代は，ワクワク＝自由＝不安であったが，今はワクワク＞自由＞不安に変わった．親会社ができたことで意思決定のプロセスが伸びたため，自由の割合は少々減ったが，それ以上に，ワクワクの割合が増えた．チームのみんなはどうなんだろうか．私と同じようによき変化が起こっていると信じている．

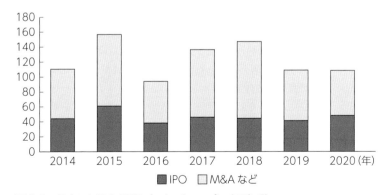

図 2-6 ◆ 日本における EXIT（スタートアップの出口）数
(https://initial.inc/enterprise/resources/startupfinance2020 より改変)

日本において，スタートアップの出口が上場させること（IPO）に偏っていることは問題であると考えている．アメリカのIPOの比率が5〜10%の間だが，日本は40%前後である．M&Aなどにより，売り手側が買い手側の企業のリソースをうまく使い，売却前よりスピードを上げて速く成長していくという前例を私は作っていきたい．買い手企業にとってうまくいった例をたくさん作ることで，スタートアップ同士のM&Aも目につくようになってきているが，規模を考えると大企業が買い手の主体であることは今も未来も変わりないだろう．大企業がスタートアップの出口となることで，IPOだけではない出口戦略が描けるのである．

Column

精神医学と経営学を学んで思うこと
―病まない，ストレスに対応するだけの人生が幸せなのか

心の病気の分類には，WHO（世界保健機関）の出しているICD-11と，アメリカ精神医学会が出しているDSM-5の2つがある．これらに載っている疾患にかからないようにするためには，精神医学からのアプローチがとても手助けになる．しかし，人生がワクワクしない，というのはこの分類にはない．それは当然で，病気ではないからだ．

ただし，病んでおらず，ストレスにうまく対応できているけれども「ワクワクしていない」人生は人の本来の幸せからは遠いように思う．ある患者さんの話を挙げてみたい．官公庁に勤務している30代前半の男性の方で，大学も優秀な成績で卒業しており，友人とのつき合いもできていた．しかし，職場が変わり，上司が変わり，2週間で「気分が落ち込む」とのことで病院にやってきた．診察してみると，不安，抑うつ，意欲の低下があり，適応障害と診断した．休職してゆっくりしたいとのことだったので，「1カ月程度の休養を要する」という診断書をお渡しした．私は医師としては正しいことをしたと思っているが，この人の人生を考えてみたら人生をつぶしてしまったのではないかと後悔する気持ちもある．その後は，1年おきくらいに診断書をとりにくるようになった．医学的には私の医師としての行動は何ら問題なく教科書的な行動である．しかし，この人が会社を休める効率のよい方法を覚え，仕事での楽しみ，ワクワクをみつける能力を失ってしまったのではないかと思ってしまうようになった．

JCOPY 498-04896

　統計上，3 人に 1 人が人生のうちで精神科にかかるような病気を持つ．かかってもいいとは言えないが，人生損するどころか，みつめなおす時間になったり，人生を得にする方向に向かうケースをたくさんみてきた．しかし，精神科ではどうしたら人生というゴールを楽しく，ワクワクしてクリアに向かっていけるかということは教えてくれない．私の場合，それをStanford 大学の経営大学院で学ぶことができた．

Column

病気の原因にもなるが，人生をより豊かにしてくれるストレスとのつき合い方

　精神医学と経営学で学ぶリーダーシップ論や組織論との大きな違いはストレスに対する立ち位置ではないかと思っている．精神医学では，ストレスに曝露させる治療法もあるが，基本的にはストレスから回避することを治療として行う．しかし，Stanford 大学経営大学院では，ストレスを自分で作り出し，成長するために必要なものと捉えていた．過大すぎるストレスは心の病に落ち込む可能性が高まるが，小さすぎるストレスは成長の阻害因子であるし，何よりワクワクしない．人生を豊かにするためには，ストレスとうまくおつき合いしていかなくてはならない．

3 起業のリアル
あの時知っておきたかった知識編

　本 chapter では特に医療介護業界からの起業家に向けて，必要な能力や知識をまとめた．記載しているすべての知識，能力は起業が進むにつれて必ず獲得しなければならないものである．経営においては失敗がつきものだ．しかし，やってよかった失敗とやらないほうがよかった失敗がある．やらなくてよかった失敗とは，答えは存在するのに，それを知らなかったために起こるものである．やってよかった失敗とは，選択肢を絞り切れたが，よい結果に至らなかったものだ．これは運だから仕方がない．ここでは，答えが存在し事前に知っておくべき知識，つまりやらないほうがよかった失敗を防ぐために必要な知識を記載したい．私は，4年間会社を運営し売却に至ったが，今なら経験が増えているので同じことを1年短く3年でできる．短縮できた1年分の後悔からの学びを記載したい．

1. ベンチャーの立ち上げ方　総論

　まずは，ベンチャー立ち上げにおけるプロセスとテクニックの一般論をさらう．これは，Stanford 大学経営大学院での起業論の授業をベースにしている．また，この概論部分は網羅性を考えていない．より包括的な内容については，『アントレプレナーシップ』などの起業の教科書を参照して欲しい．ここでは，生き残るベンチャーを作るための必須項目に絞って取り上げる．
　一般的なベンチャーは，創業者がある特定のニーズと解決策を考えついてスタートすることが多い．しかし，そのアイデアだけではベンチャーとしては不十分だ．生き残るベンチャーになるためには，アイデアを革新的な製品やサービスに昇華させる必要がある．さらに，その製品やサービスは消費者やユーザーに受け入れられるか徹底的にテストされ，市場性が担保されていなければならない．数々のテストを経て市場性が確認できたも

JCOPY 498-04896

のを，"PMF（product market fit）"と呼ぶ．市場性が確認できたら，収益性や継続性のあるビジネスモデル[1]と紐づけなければならない．このアイデア，製品，テストの流れの中で，起業家は pivot を経験することになるだろう．Pivot とは，製品やサービスの仮説を変化させていくことである．生き残るベンチャーで，大なり小なりの pivot を経験していない例を私はみたことがない．必ずあなたの初期仮説は外れる．そんなものだ．ただし，製品ローンチ後の変更は，時間とお金のコストが大きくなるため，大きな pivot は理想的には，製品を世に出す前に実行したい．しかし，より多くの製品を売るためにローンチ後の変更が必要な場合もあるので，必ず避けなければならないものでもない．Pivot は典型的には次の4種類に分けることができる．

- 製品やサービス自体の pivot：化粧品の Avon 社の事例を挙げる．もともと Avon の創業者は書籍の販売から始めた．女性客を惹きつけるために香水のサンプルを提供すると，香水のサンプルが書籍販売より好評となり，香水の会社をスタートし，それがのちに Avon となった．
- ターゲット顧客の pivot：Facebook 社の創業者らをモデルとした，『ソーシャル・ネットワーク』という映画をみたことがあればピンとくるだろう．もともと，大学生限定のサービスだったが，全人口に広げ，今では何十億人もの人がユーザーとなっている．
- ビジネスモデルの pivot：Paypal 社を例に挙げる．Paypal はもともと暗号化技術を中心にした会社だった．何度もビジネスモデルを変更し，人々が携帯電話経由で送金できるようにし，個人や企業の支払いプラットフォームとして巨大スタートアップとなっている．
- 製品，顧客，ビジネスモデルの3つの相互作用による pivot：スターバックス社はもともと，コーヒー愛好家に自家焙煎したコーヒー豆や機器を販売する商店だった．コーヒーのテイクアウトに軸足を切り替えた際に，収益源をコーヒー豆の販売からテイクアウトに変更しただけではなく，顧客も愛好家から一般に広く拡大し，店舗数も急速に増やした．また，Amazon 社はもともとオンラインによる書籍販売から始まり，取り扱い商品を書籍からほぼすべての商品に広げ，さらに垂直統合を目指し

---

[1] ビジネスモデル：戦略的狙いを実現するための，差別化された事業運営の仕組み（参考図書に挙げた『経営戦略概論』より）

物流も行っている．ターゲット顧客も特定層から消費者全体に広げ，さらにビジネス顧客にまで広げている．

　この4種類の pivot が示すように，生き残るベンチャーを作るとは，製品，顧客，ビジネスモデルの3つの要素をうまくつなげるゲームなのである．そのためには，起業家とそのチームは，変化に対して柔軟に，そして変化を楽しむ気合いが必要である．

　1.1. 項で，ベンチャーの重要な構成要素について説明し，1.2. 項では構成するためのいくつかのプロセスやテクニックを簡単にまとめる．

1.1. ベンチャーの構成要素

製品とサービス

　課題からスタートするベンチャーが製品を作る工程の簡略化されたモデルを示す（**図 3-1**）．このモデルでは，起業家は観察することにより課題とニーズを明らかにしなければならない．ここでいう課題とは，企業や政府の内部にいなければみえないものかもしれないし，起業家の非常にプライベートな課題かもしれない．課題とニーズの理解は非常に難しい作業であり，思いついた解決策にすぐに飛びついてはならない．のちに紹介するデザインシンキングのアプローチは課題とニーズを深く考える上で非常に使えるフレームワークである．

解決策

　IDEO 社や Stanford 大学の d. school や BioDesign Program に代表されるように，ニーズに基づいた解決策の探索が，企業でもアカデミアでもテーマとなっている．一方，科学者やエンジニアが起業する場合，課題やニーズを考える前に技術から入ってしまう傾向がある．実際，科学者バックグラウンドの起業家は，技術からのアプローチが最もイノベーションを生む，と主張する．実際，これもまた正解であり，課題とニーズからのアプローチだけが正しいわけではない．技術起点のベンチャーが進む簡略化されたモデルを示す（**図 3-2**）．

JCOPY 498-04896

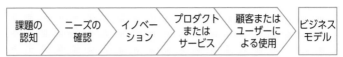

図 3-1 ◆ 課題起点のベンチャー

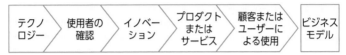

図 3-2 ◆ 技術起点のベンチャー

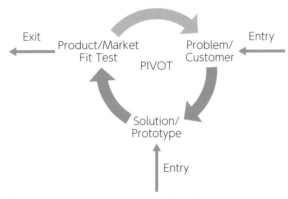

図 3-3 ◆ PMF をみつけるための反復の輪

反復の輪

　課題起点か，技術起点か，どちらが正しいかはあまり問題ではない．どこから構想をスタートするかがベンチャーの成否を決める要因ではない．図 3-3 のように，課題/ニーズと解決策の仮説をぐるぐると回し，PMF を達成しているか何度もテストを行い，テストで出てきた問題からさらに新たな課題と解決策の仮説を立てていく．これを何度も何度も繰り返し，PMF をみつけるのだ．このように，結局ぐるぐると回るので，どこがエントリーポイントかはあまり問題ではない．まず PMF をみつけ，その後ビジネスモデルを構築していくことになる．

　Pivot を一回やそこらしかせずに，「PMF をみつけた！」と思った場合，

それは PMF ではない場合が多い．PMF を達成しているかどうかを確認するために，以下のすべての質問に明確に答えられる必要がある．

- ターゲット顧客の満たされていないニーズ/困っていることは何ですか（マイナスの状態をゼロ以上にする）？　もしくは，みつけたものが困りごとではない場合，どんな満たされない欲求がありますか？　何が顧客を喜ばせますか（ゼロ以上の状態をよりプラスにする）？
- そのニーズを満たすためには何が必要ですか？
- どのように製品を提供しますか？　製品にはどのような要件がありますか？
- 顧客は，なぜその製品を選びますか？　顧客はその製品の特長をどのように捉えると思いますか？
- その製品を提供するにあたり，技術的・仕組み的・実行的リスクはどのようなものがありますか？
- その製品に必要な最小構成は何ですか？　MVP*2を確認する方法は，実際に作ってみる以外に何か方法はありますか？
- 補完財の関係にあるものですか？（例: iPhone と iPhone 向けアプリ，カメラとフィルム，など）
- 知的財産権を獲得できますか？
- ライセンスや許認可は必要はないですか？
- 倫理的観点と法律的観点から問題はないですか？　特に，ライフサイエンス系の製品の場合は，法律，厚生労働省，PMDA，医師会，学会，患者（利用者）の視点から検討できていますか？

市場と顧客

- 誰が，なぜその製品を買いますか？
- 市場にはどれくらいの人数の顧客がいて，どれくらいの割合の人がその製品を買いますか？
- 顧客はその製品の存在をどのようにして知りますか？
  この3つの質問には必ず答えられなくてはいけない．また，顧客を考え

---

*2　MVP については, Chapter 2 の 3「初めてのプロダクトローンチとチーム」(p.33) を参照.

JCOPY 498-04896

る際には，次の3種類の市場を考えなければならない．

1) 市場がすでに成立している場合：例えば，ノートパソコンの市場に，新たなノートパソコンを提供するベンチャーだ．ノートパソコン市場はすでに存在しており，またノートパソコン市場についてのデータは豊富に存在している．この市場へ攻める場合は，革新的な製品であるだけでは足りず，顧客へアプローチする革新的な方法も必要になる．
2) 市場を新たに作り出す必要がある場合：新規市場を狙う場合，市場を推測するためのデータを集めなければならない．特に，推測するにあたり，市場の大きさや，市場の顧客像を見間違うことがある．つまり，顧客だと思っていた群は実は全く異なる好みや行動を示すために，想定される市場からは外さなければならなかった，などだ．また，新規市場を作り出す際には，高度なマーケティングや販売戦略とともに，相当な資本力が必要になることが多い．
3) 市場の横展開をする場合：例えば，ある国で市場を形成できた製品を他国に持ってくることが挙げられる．ドイツのRocket Internet社の事例は面白い．先進国のITビジネスをそのまま途上国に移植するのだ．

　ベンチャーが生き残るためには，顧客への提供価値（value proposition）[3]を明確にし，提示しなければならない．以下の質問は市場と顧客について考える上で参考になる．

- 参入しようとしている業界は？
- 業界はどのように変化してきましたか？　またその変化のスピードは速いですか，遅いですか？
- 業界のどのような変化が，顧客のニーズに影響を与えてきましたか？また，将来どのような変化が，どのように顧客のニーズに変化を与えると予想できますか？
- どのような顧客を狙っていますか？

---

[3]　提供価値（value proposition）："顧客に提供する価値"と"顧客が感じる価値"．自社からの提供している価値だけではなく，顧客の目線に立ってみて顧客が感じている価値の視点から考えることが重要である．

- 顧客の具体的イメージは？
- 市場の大きさは？
- あなたの製品は，他の製品の販売量に依存しますか？（例えばアプリが製品ならば，スマホの販売台数に依存する）
- 製品の購入を意思決定する人は誰ですか？（医療サービスならば実質的には医師．４Ａのフレームワークを紹介）[4]
- 製品を購入する人（支払う人）と，製品を使用する人は誰ですか？（小児科医療ならば，支払う人は親で，使用する人は患者）

ビジネスモデル

　参考図書に挙げた『経営戦略概論』の分類がわかりやすく，ビジネスモデルとは，"戦略的狙いを実現するための，差別化された事業運営の仕組み"である．図3-4 に表わすことができる．ここでの経営戦略とは，"どのような競合優位性を狙うのか．どの市場を狙い，どのような差別化を図るのか"ということである．一方，組織とは，"その競合優位性をどのように実現，実行していくのか．経営戦略をどのような事業運営の仕組みで実行していくかというビジネスシステム"である．ゆえに，ビジネスモデルとは，経営戦略と組織が融合したものと理解すればよい．

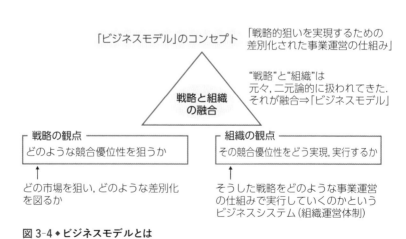

図 3-4 ◆ ビジネスモデルとは

---

*4　４Ａ: Chapter3 の 5「創業後に知っておくべきマーケティングの知識」(p.129) を参照.

①パートナー	②主要な活動	④価値提案	⑤顧客との関係	⑦顧客セグメント
• 誰が重要なパートナーか • 重要な資源を供給してくれるパートナーは誰か • どの資源がパートナーからの供給に依存するか • 事業の成長に必要な活動のうち，どの活動がパートナーに依存するか	• 事業の成長のために必要な活動は何か	• 顧客に提供する価値は何か	• 誰のためのサービス／プロダクトか	• 誰が最も重要な顧客か
	③主要な資源		⑥チャンネル	
	• 事業の成長のために必要な資源は何か		• どのような経路で顧客までサービス／プロダクトを届けるか	
⑧コスト構造 • 事業で最も重要なコストは何か			⑨売上構造 • 顧客は何に対してお金を払うのか	

図 3-5 ◆ Osterwalder のビジネスモデルキャンバス
(http://alexosterwalder.com より改変)

　では，経営戦略と組織の融合した概念のビジネスモデルをどう考えるか．そのような時はビジネスモデルキャンバスが役に立つ（**図 3-5**）．

ビジネスモデルキャンバス

　Osterwalder 氏の「ビジネスモデル・ジェネレーション　ビジネスモデル設計書」[*5]で世界中広く知られることとなったビジネスモデルの見える化を実現するフレームワークであるビジネスモデルキャンバスはあまりにも有名である．キャンバスの各パートを埋めていくことで，考えたビジネスモデルの補強すべきところをみつけやすくなる．また，ビジネスモデルを自分で深く考えるだけではなく，可視化することで他者とディスカッションしやすくなり，さらにアイデアを加えることが可能になる．使い方の詳細は「ビジネスモデル・ジェネレーション　ビジネスモデル設計書」を読んでいただきたいが，キャンバス内の9カ所を上手に埋めることが重要なのではなく，重要なことはキャンバスを使って考えを整理することである．キャンバスにより整理されたビジネスモデルで，下記の質問に対して吟味することが重要である．

*5　参考図書を参照.

収益モデルについての質問

- 収益モデルを一言でいうと？
- 以下のいずれの課金方法ですか？　何に対して課金しますか？

    使用ごと（例: スーパーの牛乳，映画館の入場料）

    使っただけ（例: 携帯電話のモバイル通信料）

    アウトカムベース(To B モデルに多い．例: 販売額の 20％のコミッション料)

    サブスクリプション（例: Netflix）

    ライセンシング（例: 特許使用料）

- 収益モデルで，想定できている良い点と悪い点は？
- 製品の輸送費はどのくらいかかりますか？　粗利率は競合製品と比べてどうですか？（粗利＝売上－原価，粗利率＝粗利/売上）
- 価格はいくらくらいを想定していますか？　どのようにして価格を決定しますか？（本 chapter の 5 に価格設定のロジックを説明）
- 価格の弾力性は？〔傘の値段を 10％下げたら 20％多く売れた．この場合，価格の弾力性は－（－20％)/10％より 2〕
- 想定している収益モデルを実現するために，製品の修正は必要ですか？
- 売上がたつ時期とキャッシュが入る時期はどのくらい離れていますか？（例えば，医療だと売上がたってから，保険請求をして入金されるまで 2 カ月のギャップがある．クレジットカードも売上がたってからクレジット会社から入金されるまでに 1〜2 カ月かかる）

顧客獲得についての質問

- 顧客獲得戦略を一言でいうと？
- どの流通チャンネルを使い，製品を売りますか？
- 顧客にアプローチするにはどのようなマーケティング手法がありますか？
- 顧客獲得コストはどのくらいですか？
- 初期の製品を買ってくれそうなアーリーアダプターの数は？
- 顧客の獲得は自社で行いますか？　他社の力を借りますか？
- 業務提携先やパートナーに販売を依頼する場合，営業補助機能は必要ですか？　その補助機能は誰が提供しますか？
- 販売サイクルによるキャッシュフローへの影響は？（キャッシュがな

JCOPY 498-04896

くなって黒字倒産はない？）

製造，流通についての質問

- 製品やサービス自体を一言でいうと？
- 製品やサービスを製造するために何が必須ですか？　その製造コストは？
- 製造工程はどのように分解できますか？
- 製造工程で，必ず自社でやらねばならないものは？　外部業者でも可能なものは？
- 製造において制限条件は？（例えば，資材や特殊技能を持った人材が必要な場合は，それらの資源の獲得が制限条件となる）
- 製造の初期コストは？　固定費は？　変動費は？
- 製品の品質テストはどのように行うか？
- 品質はどのように担保できるか？
- 製品をどのように配布するか？
- 製品配布のロジスティックスは？　在庫管理はどのように行うか？
- 在庫，流通に関するリスクは？（例えば，在庫に厳格な温度管理が必要，社会情勢の変化で在庫が使えなくなる）
- 製造，流通にかかわるライセンスや許認可は必要か？（例えば，薬品の製造，流通はライセンスが必要）

リソースについての質問

- 創業期に重要な活動は何か？　人材や資金はどのように集めるか？
- 創業期のチーム編成は？
- 創業期のチームへの報酬をどうするか？
- 半年，1年，3年後に会社と製品はどのようになっている予定か？　また，成長を測れる指標を持っているか？（例: 売上，販売数，会員数，など）
- その予定に合わせた資金計画があるか？
- 資金調達は必要か？　予定に合わせて複数回の資金調達計画に分解できるか？
- 資金調達に参加した投資家はいつリターンを得られるか？

ポジショニングについての質問

- 市場でのポジショニングはどこを目指すか？
- 製品の強みと弱みは？

- どのような企業が競合となり得るか？
- 競合の強みと弱みは？
- 競合との違いは？　その競合に勝てる理由は？
- 参入障壁は？
- 補完財は？　代替財は？
- 事業計画の精度は？　どのような場合に予測が大きく外れるか？
- 事業領域が拡大できる余地は？（例: 医療機器を一般市場に広げる）

1.2. ベンチャーを構成するためのプロセスやテクニック

プロトタイピング

　Pivot のサイクルを高速で回すためにプロトタイピングによる開発が不可欠である．プロトタイピングとは，テストユーザーに製品を擬似体験してもらうためのものであり，実際に動くもののほうが実際の体験に近づくが，例えば画用紙などで体験を想像できるようなものでもいい．プロトタイピングの最終形態が MVP（minimal viable product）である．MVP を意識してプロトタイピングを行うことで，ニーズを満たすための最小の構成を志向するようになり，過剰な機能を防ぎ，開発の時間とお金を最小化できる．

　プロトタイピングや MVP の概念は IT の分野で進んだが，IT だけではなくサービス業の分野でも使うことができる．またプロトタイピングの概念を活かしてビジネスモデル開発をすることもできる．

エキスパートレビュー

　市場や顧客の情報を集める上で，どこから集めるかというのが問題となる．一つの方法は，その道の達人に聞け，である．業界や顧客，業界のルールや，みえないリスクについてまずは達人に意見をうかがうべきである．候補は，その業界の退職者である．私は，退職者にサポートを求めて，断られたことがない．その業界をよくしようと頑張る起業家に先人はエールとサポートを送ってくれる．

デザインシンキングアプローチ

　デザインシンキングは，課題の発見と深堀り，そして解決策（製品）の

JCOPY 498-04896

開発を手助けしてくれるプロセスと技術をまとめ上げたものである．この
アプローチは，起業家に以下の精神で起業に臨むことを勧めている．顧客
が何をいっているかではなく，顧客の感情を理解し言語化されていない思
考を発見することに力点が置かれているからである．

　・人に集中する

　・口で説明するのではなく絵で説明する

　・複雑なものを単純化する

　・実験的であれ

　・プロセスに気を配る

　・バイアスを疑え

　・協調的であれ

デザインシンキングにより思考プロセスは以下のようにまとめられる．

- Empathize（共感する）：まずは共感することから始まる．ユーザーの行
動を詳細に観察することで，行動の裏側の心理を理解しようと努めよう．
- Define（定義する）：観察から見出した課題を，より具体化していく作業
である．課題の仮説をリスト化していくことになるが，このパートがデ
ザインシンキングプロセスの肝である．例えば，見出した課題が，本が
取れなくて困っている子供をみた場合，課題の設定が「高い位置に本が
ある」と「梯子がない」とでは，次に考え得る解決策の幅が全く異なる．
例えば「梯子がない」と課題設定した場合，梯子を提供することが解決
策になるが，「高い位置に本がある」ならば，梯子を提供することに加
え，本の場所を変える，棚の配置を変えるなど，解決策の仮説について
幅を持って考えることができる．
- Ideate（観念化する）：Empathize と Define のフェーズは，フォーカス
を絞り明らかにしていったが，Ideate は拡散のフェーズだ．いろんなア
イデアを出せばよい．
- Prototype（プロトタイピングする）：前述したプロトタイピングの
フェーズだ．どんな内容を仮説検証するのか，付せん紙などを活用しな
がらアイデアをまとめていく．
- Test（テストする）：ユーザーからのフィードバックを受ける検証の
フェーズだ．実際にプロトタイプしたものを顧客に触ってもらい，どの

ような反応をするのか見聞きする．その後質問をし，さらに反応を観察する．ここは，正解に近づくために質問で誘導してしまわないように注意が必要だ．

参考図書

『バリュー・プロポジション・デザイン　顧客が欲しがる製品やサービスを創る』
アレックス・オスターワルダー，イヴ・ピニュール，グレッグ・バーナーダ，アラン・スミス（著），関美和（翻訳）．翔泳社；2015.
図がいっぱい，例がいっぱいでわかりやすい．マーケティングの顧客志向のマーケティングを考えるためにお勧めの本．

『経営戦略概論─戦略理論の潮流と体系』
波頭亮（著）．産業能率大学出版部；2016.

『ビジネスモデル・ジェネレーション　ビジネスモデル設計書』
アレックス・オスターワルダー，イヴ・ピニュール（著），小山龍介（翻訳）．翔泳社；2012.

Design Thinking Bootleg
https://dschool.stanford.edu/resources/design-thinking-bootleg
デザインシンキングの詳細は，このリンクからダウンロードできる．非常に実践的な資料になっているので，ぜひ活用してみて欲しい．

『イシューからはじめよ──知的生産の「シンプルな本質」』
安宅和人（著）．英治出版；2010.
目の前のアイデアに飛びつく前にこの一冊を．いらぬ回り道しないために考え方をきれいにすることは意味があります．

---

2. 創業期に知っておくべきこと

┃資格が価値を持たない世界へようこそ

　「先生」や「看護師さん」といってチヤホヤされた医療介護の現場とは違う世界に向かうということをきちんと認識すべきだ．医者あるあるだが，「製薬企業は私のいうことを聞くから，自分のサービスには製薬企業が広告でお金を払ってくれる」という前提で売上計画を立てる医師起業家がたくさんいる．また，病院の中のように偉そうに話す癖が抜けない医療系起業家をよくみる．本当に恥ずかしい．もし臨床とは違う領域で起業をする

JCOPY 498-04896

ならば，社会人1年目のような謙虚な姿勢と態度で臨むことをお勧めする．

　ビジネスの現場で出会う人は医療者とビジネスをすることは怖いと感じている．理由は，ビジネスのお作法を理解しておらず一緒に仕事をする上では不安定な仕事相手であるとジャッジすることが多いからだ．実際に，私は医者と仕事をすることに苦手意識がある．

　せっかく今までいた世界とは違う世界に，違う立場で臨もうと思っているのだから，資格におごらず，謙虚に行こう．もう一回社会人一年目のような体験ができて，新しいことをたくさん吸収できる機会を得られるのだ．研修医時代のような学びしかない初めの数年間を楽しんでいこう．

"自分のアイデアは競合がいない" と考えるワナ

　「自分のアイデアはまだどこの会社もやっていないので，競争がない」と考えている起業家予備軍は非常に多い．競争がない市場をあなただけがみつけることができるなどあり得ない．そのため，そもそも市場として成立しない妄想上の市場をみているか，みえている市場が間違っているか，リサーチ（知識）不足のいずれかが考えられる．

　もう一点，レッドオーシャン（競争のある市場）やブルーオーシャン（競争のない市場）という言葉が広がりすぎて，ブルーオーシャンを探すことが起業の必須条件と思っている起業を志す人と多く出会う．レッドオーシャンであったとしても，市場が急速に広がっており市場のほんの一部のシェアを獲得するだけで生存できる，もしくは，その市場で競争することのできる "何か" を持っている場合は，レッドオーシャンで起業してみることは全く問題はない．むしろ，市場が成立しているかどうかを気にせず，競争戦略に明け暮れるだけでよいので，楽な場合もある．例えば，メルカリはフリマ市場で後発組だったが，その後の快進撃は有名な話だろう．過度に競争を避ける必要はない．

"先行者優位" というアイデアのワナ

　「"先行者優位" でたとえ後発が出てきたとしても競争に勝てる」と考えている起業家予備軍も非常に多い．先行者優位を簡単に考えすぎている．先行者優位の源泉を尋ねると多くの回答が，ブランディングや顧客のロイヤリティと答える．甘くみすぎている．先行者優位が発揮できる2つの条件は，① 市場のシェアを急速に獲得するための急成長が必要で，② スイッ

チングコストを高くしておくこと，である．スイッチングコストとはサービスを変更する際の手間である．例えば，電子カルテは一度導入すると他のメーカーの電子カルテに移行するのはとても手間がかかる．これがスイッチングコストが高い状態である．この2つの条件は，資金力が乏しく，マーケティングチャンネルの限られた起業したての会社が獲得することはほぼ不可能である．お金では解決できない特殊な技術が必要な市場，という特殊なケースなどならば可能性がある．

　一方，先行者優位がすべてよいかということも考えてみるべきだ．多くの新市場は，立ち上がりはゆっくりだ．新市場立ち上がりの際には，なぜ新しい製品/サービスは顧客にとって重要かを説いて回る必要があり，その分コストが多くかかる可能性が高い．一方，市場拡大期には，競合商品と比べてなぜ自社製品が優れているのかを広告費を投下して顧客に違いを訴え，競合に勝っていくほうがコストが安い時もある．例えば，キャッシュレス決済市場を狙って市場開拓していたスタートアップが，後発のLINE Pay や PayPay がマーケティングコストを投下したことにより，シェアを奪われて市場から撤退したことなど，例を上げればきりがない．

株式会社を作る

　起業をスタートするために必要な書類はたくさんある．そのため，ワンスポットサービスを利用するとよい．創業のペーパーワークに時間をかけても事業の成功の可否が変わるものではない．マネーフォワードなど，入力するだけで申請書類を完成できる．総額で20万円ほどかかる．

　株式会社のほかにも様々な種類の組織がある．個人事業，LLP（有限責任事業組合）や，LLC（合同会社），一般社団法人などが代表であろうか．医師は，本業の医業の収入があるので，医療の書き物などで個人事業の申請をしている人も多いだろう．起業の場合は最初から株式会社か，まずは個人事業主を経て株式会社化を選択することがほとんどだろう．最終的には株式会社を選ぶことになる．理由は設立が容易，管理が容易，株式による資金調達ができる，理論上個人への責任は有限である，利益を外部に配分できる，譲渡が株式を通じて容易である，などが挙げられるだろう．

メンターをみつける

　私は，チームメンバー集めの前にメンターを置いた．チームメンバーは

JCOPY 498-04896

入れ替わる可能性があるが，それよりも長くつき合うだろう人がメンター
だ．メンターはしっかり探したほうがいい．

　あなたにはメンターはいるだろうか．メンターとは，仕事や人生におけ
る助言や指導を行ってくれる存在のことである．メンターの成功体験を聞
き，追体験を行う．反対に，自分の体験をメンターにぶつけてみて，「自分
ならどうするか」をメンターにシミュレーションしてもらう．自分が意思
決定に悩んだ時，自分の尊敬しているメンターにシミュレーションしても
らうことで，自分の選択により自信を持って進むことができる．

　私にはメンターが二人いる．一人はプロ経営者で，もう一人は医療系の
投資家だ．私より二回りほど上の大先輩になるのだが，私はこの二人が大
好きだ．何が大好きかって，彼らが意思決定した内容がとてもかっこいい
のだ．一人は経営責任の所在で，裁判で戦っている．裁判に至った経営上
の意思決定の話を聞いているととてもかっこいい．何百人，何千人のチー
ムを率いて，大きなミッションへ向かっていく過程で起こる事件や裏切り
はドラマをみているようだ．また，もう一人は，日米をまたにかける投資
家であり，日本や世界の医療の行方をみる目線は私より圧倒的に鋭く，毎
回のミーティングのあとには，10年後の医療の未来が非常にクリアにみえ
るようになっていることに驚く．

　「私のメンターになってください」と，私は二人にはっきりと伝え，彼ら
は私のことをmenteeだと思ってくれているし，私はなんなら彼らとすべ
て同じ行動をとりたいとさえ思っている．メンターを受け入れてくれたな
らば，会う理由も簡単だ．「悩んでいることがあってちょっと話を聞いてく
ださい」と電話するだけでいい．メンターになってもらったら，飲みすぎ
ず，自分の課題を相談してみたり，メンターの成功体験，失敗体験を聞い
たりしてみよう．メンターと深く，定期的に話すことで，メンターの使う
ロジックや，意思決定の仕方が身につくはずだ．それがメンターの背中に
近づける方法だ．

　メンターを探す際には，さらに全く違う業界や，全く違うポジションの
人をお勧めする．近すぎると，自分の考えが入りすぎてメンターの体験を
追体験しにくくなるし，自分の悩んでいることもいいづらくなる．私の二
人のメンターとの出会いは，一人は大学の大先輩で，同窓会で出会った．
同じ医療系なのだが，医療の中で違う業界であり，また経験も職位も私の
はるか上を行っておられる方だった．もう一人は，ある会に一緒に登壇さ

せていただいた際に，仲良くなり飲みに連れて行っていただくようになり，この人しかいないと思いメンターになっていただいた．この方も同じ医療系だが，投資家ということで視点が全く違い，また世界の医療を俯瞰する目を持っている方であった．

　少し勇気を持って，「メンターになってください」と伝えてみよう．尊敬されて嫌な人はいないし，メンターになってくれといってくる気合の入った後輩は少ないので，必ず受け入れてくれるはずだ．メンターの探し方として学校の同窓会もぜひ活用してみて欲しい．母校という共通の話題があり，母校出身者が成長していくことはメンターも喜びを感じやすい．ちなみにStanford大学には，メンターを探す仕組みがある．詳しくは，Stanford Mentoringのサイトを参照して欲しい．

　ところで，私にはまだメンターをしている後輩はいない．残念だが，まだ私の背中は誰かが追ってくるようなレベルにまでは到達していないようだ．

┃誰と創業するか

　一人で起業するか，複数でチームを組んで起業するか．何度も話題としているが，誰とするかは本当に悩んだほうがいい．その際に考えるべきことは，自分の取り分を多くしたいがために一人でやるとはあまり考えないほうがいい．自分の描いた山の頂上に到達する可能性を上げるためにはどのメンバーがいいか，の視点をお勧めする．その視点は，自分のリーダーシップスタイルや環境，またビジネスモデルによっても異なるだろう．株式の持ち分を増やすより，株式価値の向上を志向したほうが結果的に自分の取り分の価値は増える．

　7人より多くで創業するのはやめたほうがいい．"7の法則"というものがあって，7人を超える会議は効率が一人増えるごとに10%低下するというものだ．まとまらない会議ほどつらいことはない．7人以下をお勧めする．

　また，グループで創業する場合，能力や人柄だけではなく，自分と時間軸が合っているかきちんとすり合わせることをお勧めする．1年後，3年後，10年後に自分はどうなっていたいか，特に創業者同士は時間をかけて話しておくべきだ．また，創業メンバーとは株式を分けるはずだ．その株

JCOPY 498-04896

を持った創業メンバーが辞める時がとても面倒だ．創業株主間契約をして，フルタイムから抜ける際には株式を売却する契約を創業時に結んでおくことをお勧めする．スタートする時から離婚のことを考えるのは悲しい気持ちになるかもしれないが，創業時にやっておかなければ，離婚時に何倍も悲しい気持ちと怒りの気持ちがこみあげてくることになる．創業者間の取り決めをしていなかったために，創業者の一人が辞める際に，代表取締役の創業者が何千万円も払って株式を取り戻した事例を私は知っている．

　お勧めしておいて矛盾するが，私は創業者間の取り決めをしていなかった．理由は，創業者の一人でも欠けるとミッションである山の頂上まで登り切れないと思っていたからだ．その考えが正しかったかどうかわからないが，なんとか5年間一緒に走ることができた．

　セオリーとは異なるが，私は友人との起業はお勧めしたい．友達と仕事は分けるべきだという声もあるが，やはり長く知ってきた人以上に背中を預けられる人はいない．喧嘩もするだろう．しかし，同じ事実をみていてロジックを組み立てて話せるならば，ぶつかったとしても，事実の誤認か，ロジックの組み立て方の相違か，何が違うのかゆっくり解きほぐせばいい．

孤独とのおつき合い

　起業をどの立場でするかで孤独とつき合い方はだいぶ変わってくるが，もしあなたが代表として起業するならいずれかのタイミングから孤独とおつき合いを始めることを覚悟しなければならない．不安や抑うつとは違い，漠とした不安のような初期統合失調症の症状の表現が合うような，なぜ発生したか，どうやったら解消できるのかわからない不安感，孤独感に襲われる．これは一度感じてしまうと，ずっと続く．

　一例を挙げると，私達は手元のキャッシュがなくなりかけた時があった．そのことはチームメンバーの誰にも共有することができなくて，一人で解決するしかなかった．その時は，会社が死ぬかもしれない恐怖と，そのことを誰にもいえない孤独感と，それでも余裕しゃくしゃくな感じでチームメンバーと触れ合わなければならない感情と行動の不一致で，常に漠とした不安が続くようになった．不眠不休の努力により，その課題が解決したあとも，孤独感と漠とした不安だけは残った（恐怖は去った）．その感情は代表を降りるまで続いた．

　一度自分の中にあるこの感情に気づいてしまうとあとはずっと続く．創

業期にただワクワクして楽しかった日々が遠い昔のように感じられるようになり，自分とチームメンバーは違う人間であることをより意識するようになり，自分も自分じゃないような感覚（離人感）を感じるようになる．

　不安をあおるようなことをいっているが，振り返ってみるとこの変な感情が強かった時に成長していたと感じられる．後ろを振り返るタイミングまでは，ただ嫌な感覚でしかなかったが，その嫌な感覚は成長のガソリンらしい．ただし，せっかく医療系出身者の私達なので，お薬とのおつき合いをうまくすることで，過度なストレスにならないように気をつけよう．私の場合は，ゾルピデム，エスシタロプラム，メトホルミンとうまくおつき合いしていた．

▎初めの資金

　自分で用意したほうがいいお金は二つで，会社に初めに入れる資金と，自分の当面の生活資金だ．会社に初めに入れる資金はサービスによって異なるが，初期仮説が検証できる程度までの資金と想像しておけばよい．To B向けのビジネスならば，ヒアリングが終わって，これなら買う，といくつかの会社に確証がとれる段階まで，To C ならば初期仮説のプロダクトができるくらいまでのイメージだ．

　半年間以上の生活費を手元に残して起業しよう．起業してすぐ思ったように売上を上げることは難しいし，自分の生活費を稼ぐためにバイトして起業に時間が使えないのは本末転倒だ．起業前に，集中して働いて必要なお金を貯めよう．

　私の場合は，全額自費で行くつもりだった Stanford 大学の留学が，棚からぼた餅のような話だが，たまたまユニクロから奨学金をもらえたため，授業料がそれでカバーされた．そのおかげで卒業時には少し余ったため，そのお金を創業資金に充てた．そもそも留学資金も週末のバイトでなんとか貯めたので，やはり副業などで短期的にキャッシュを稼ごう．

▎株式の配分

　これも正解はないが，私達は等分にした．私達はとったリスクに比例した額の株を持った．創業者で同じリスクをとるなら，等分のほうがいいと考えた．

JCOPY 498-04896

思考方法/言語を合わせる

　医療起業家の 100%がいうのは，「エンジニアやビジネスの人間と言語が合わない」だ．業界の違いによる言語や思考プロセスの違いをなめてはいけない．その溝は深い．

　私達の会社は，バックグラウンドが医師とコンサルタントとエンジニアで始まった．使うロジックや単語が違いすぎて合わせるのに時間がかかった．喧嘩も多々あったが，お互い理解が深まるにつれ頻度は減っていった．カルチャーの違う人間が集まってやるからこそスタートアップは面白いのだが，同時にストレスだったりもする．友達として話している時はわかり合えたとしても，ビジネスでの話はフレームが違うために，根気よく膝を突き合わせて話し合うしかない．

どのような条件を満たした時に起業をするか

　いきなり製品を作り出すのは覚悟ではなく，無謀の証明だ．まずヒアリングから始めることが多いと思うが，ヒアリングをしても 100%の確証を得て起業できるということはない．ヒアリングなどの準備期間が 1 年超と長すぎてもいけない．また，自分の深い経験に基づくニーズを感じた際に，ヒアリングを始めることになるので，やはり自分の関係のある領域だと起業の条件がそろいやすくなる．ある程度自信が持てたら動き出そう．

プレゼンテーションアウトライン

　製品/サービスを表現できるようなプレゼンテーションを作ろう．一般的に，必要な素材は以下の通りだ（Steve Ciesinski and Howie Rosen の授業 "Global Perspective" より引用）．

1. プレゼンテーションのサマリ．コンセプト，ワクワクする内容，既存との違い，価値について入れ込むこと
2. 顧客の課題やニーズ（"欲しい" という気持ち），ペイン（"困っている" という悩み）
3. 解決策としてプロダクトやサービス
4. チームメンバー．なぜそのチームが起業するのに適しているのか説明を加えること

5. ターゲットマーケットとその市場の大きさ．顧客は誰であり，その市場はどれだけの大きさか，その市場は現在成長しているのか，もしくは成長する見込みがあるのかを入れること
6. 市場や技術のトレンド，インフラの要件，規制や政府の介入などの市場で競争上重要な要素
7. 詳細な解決法．特徴的な技術，仕組み，特許などの秘密のレシピをある程度明らかにすること
8. 経済的に価値を作り出せるのか．LTV（life time value，顧客生涯価値：顧客一人あたりがもたらす利益の額）とCAC（customer acquisition cost：新規顧客一人を獲得するためのコスト）などの顧客一人当たりの経済性，もしくは事業計画を，現在みえている範囲で明らかにすること
9. 市場への進出戦略（go-to-market strategy）と，最初の顧客の獲得方法
10. 数年間のマイルストーン
11. 既存の競争相手や，将来現れる競争相手に対してどのように優位に立っていくのか
12. 資本計画．売上，損益計算，キャッシュフロー，人員計画（貸借対照表はなくてもよい）
13. 今回いくら資金調達したいのか．予想されるIRR（内部収益率）は
14. 想定されるリスクと，そのリスクへの対策
15. 導入ページのサマリに補足を加えた結論

┃医療者のミーティングの癖

　社内，社外問わず，ミーティングはグループで課題を解決しようとする上でとても重要だ．うまくミーティングをこなせることは，ビジネスがうまくいくことと同義であるといっても過言ではない．医療現場出身者は，現場でのカンファレンスと同じように思っている人がいるが，ビジネスミーティングは全く違ったものである．カンファレンスは情報共有が主であるが，ミーティングの主機能は意思決定することだ．

　私が感じる医療介護者のミーティングの癖を列挙したい．

- アジェンダを用意しない．
- 話すことが目的と思っている．毎回のミーティングに目的を持って参

　加していない.

- 会議をまとめられず, Next Action につなげられない.
- 相手の Win を考えて交渉ができない.
- 予定時間を超過しがち.
- メールの CC や BCC を使わない. Reply する時に CC をわざわざ外す.

　まだまだたくさんあるが, 共通する重要な癖は上の通りだ. 一つ一つ対策を示す.

- アジェンダを用意しない.
  - →毎回のミーティングに事前準備していこう. またアジェンダはミーティングの事前に送っておこう.
- 話すことが目的と思っている. 毎回のミーティングに目的を持って参加していない.
  - →協働しない内容に対しては即実行に移すために, どんどん同意をとっていこう.
- 会議をまとめられず, Next Action につなげられない.
  - →対話の相手は実行できる施策を望んでいる. どんなに夢を語っても実行できなさそうな内容には誰も興味を持たない. 会議をまとめ, 次につながる宿題を示そう.
- 相手の Win を考えて交渉ができない.
  - →相手のサラリーマンや経営者は, 各期のテーマがあるはずだ. 相手の目的に合わせて交渉で譲歩するポイントを変えることが必要だ. 各期のテーマは, 本人に直接聞いてもいいし, その会社の IR をみてフォーカスを知るのもいい. また, 必ず名刺の部署に気を配ろう. 同じ会社で同じ話をしていても部署が違うとそれぞれの目的が違うので, 部署が違えば全く刺さらない時もある.
- 予定時間を超過しがち.
  - →1 ミーティング 1 時間が明文化されていないルールだ. それを超えないように 1 時間のミーティングの台割を事前準備しよう. 何となくの 1 時間のスケジュールでいい.
- メールの CC や BCC を使わない. Reply する時に CC をわざわざ外す.

→ミーティング後に CC を入れて送っているのに，なぜ CC を外して返信してくるのだ．医療介護現場では CC や BCC の文化がないからであるが，すぐにこの文化に慣れてもらおう．

上記内容は，悪い癖として指摘しているが，医療介護出身者独特のよい癖がある．
- いわれた言葉に対して誠実に受け取る．
- 医療介護の現場の話になると，会社のメリットより患者のメリットを優先する．
- ロジックとエモーションがいい感じにミックスしたコミュニケーションがとれる．

医療介護者は，ぜひ自分のミーティングに向かう姿勢を振り返ってみて欲しい．

ここからは足りないビジネス経験を素早くキャッチアップする（成長曲線の角度を上げる）ために必要なことを挙げる．

┃起業準備のための学習

起業を一度実行すると，その後の数年間はその事業につきっきりになるため，起業の準備のために数カ月の学習時間の確保をお勧めする．Input を続けてしまい output をしなければ意味がないので，しっかり目的を意識して input していこう．

何かチャレンジする前には，少しでもその領域の知識をつけてからスタートすることをお勧めする．そのための起業セミナーは世の中にたくさんあるが，オンラインでも素晴らしいコースが数多く用意されている．よりよい意思決定ができるように，自分に合った方法で知識を獲得していこう．そのために重要なことは，何歳になっても再教育を受ける時間をとることである．

高価な再教育の方法を挙げてみると Harvard や Stanford で開講されているショートコースがある．ショートコースでは特に受験はなく，お金さえ払えば最先端の場所で最高のクラスメイトと切磋琢磨できる機会を得ることができる（ちなみに，Harvard 卒や Stanford 卒と書いている日本人の多くが，実はこのショートコースを受講した人というのは内緒である）．

JCOPY 498-04896

　日本でもエグゼクティブ向けの授業が東大で開講されている．東大EMP（executive management program）という半年のプログラムは，20名程度の少ない受講生を対象に，東大の蓄積してきた智慧を活かし，時代を切り開く人材育成を目標にしている．修了生に話を聞いてみたことがあるが，受講生は役員や官僚などが多く，授業の内容はもちろんのこと，その後の同級生のネットワークの価値についても高く評価していた．

　上記のような優秀な大学の certificate をとることは努力次第で可能だが，ハードルはお金だ．世界の一流大学の講座は非常に高額である．Stanford 大学の1週間のコースは，1万ドル程度，東大 EMP は半年で約600万円ほどかかる．この金額には，相当気合いが必要になってくる．しかし実は，高額ではない質の高いオンライン講義も存在する．Udemy，edX，などが有名で，1講座10ドルほどからあり，時にセールも実施されるので，安く受講ができる．日本語の講義もあるが，英語の授業が充実している．英語でも自動翻訳で日本語字幕があるので，いい講座は英語でもぜひ購入してみて欲しい．会計などのハードスキル系だけではなく，プレゼンテーション，リーダーシップ，ネゴシエーション（交渉）など，日本ではなかなか受けることのできないソフトスキル系課目をぜひチェックしてみて欲しい．Stanford 大学でもプレゼンテーション系課目を受講していたが，さらに練習する場が欲しくて Udemy の同様の講座を受講した．私にとっては，Udemy の授業＆トレーニングのほうがスキルをより向上させることができたと感じている．

　また，数年かかるが，起業と並行して学位取得を目指してみるのはどうだろうか．学位をかなり低額でとれる大学もある．University of the People という社会起業家が作った大学で，MBA コースでも卒業までに 2,000ドル程度で済む．もともと途上国の人々に世界中の一流教授の授業を提供する教育サービスとして始まったが，今ではアメリカ国内からの受講生も多く集まるようになった．世界の一流教授の授業で，世界中から集まった学生と学習を進められることは，自分の視野を広げる上でも大きなプラスになる．また，別の教育機関として SMARTLY という無料で取得できるMBA プログラムもある．これは合格率が低く，準備が必要そうだ．

　また，お金も時間もかけられるならば，HEC Paris というヨーロッパのトップスクールが MSc in Innovation and Entrepreneurship というイノベーションや起業に特化したオンラインプログラムを提供しているし，ア

メリカの UC Berkeley などの著名大学もオンラインで学位をとれるプログラムを提供している.

　お金や機会がないから学習できない，という言い訳はもうできない時代になった．オンラインにつながる環境さえあれば系統だった知識を取得し，起業の準備を進めることができる．必要十分な知識がないと，よい意思決定はできないと私は考える.

┃先人の成功例と失敗例を追体験する（ビジネスケースを活用する）

　追体験することで，その人の思考プロセスを自分に取り込むことができる．話を聞くことでできる追体験は，その人の得た経験の数%程度かもしれないが，その人や体験が凄まじい場合は，数%でも十分に効果がある．追体験の方法は2つある.

　一つは，人から直接話を聞く方法だ．これはもうみんなやっていることだろう．一点だけアドバイスすると，人から聞く追体験の際に重要なことは，その人の思考をあなたの頭に移植することである．なぜその決定をしたか，結果ではなく思考のプロセスを聞いてみることだ．私は，なぜそうなったのか，全く仮説すら立てられない気になるニュースなどがあると，その本人かその背景を知っている人にお祝いランチと称して，そのプロセスを聞くようにしている.

　もう一つが，成功や失敗の追体験をトレーニングとして行う方法で，ビジネススクールで行うケース学習というものだ．ニュース記事なども，追体験するためのケースとして活用できるが，ビジネススクールが作ったケースをお勧めする．ニュース記事は一人の記者が書くが，ケースは学習用に目的を持って複数のアカデミアの視点が入り書かれた非常に手間暇かかったものであり，情報量も非常に多い．本格的な追体験ができる．ケースは，リーダーシップ，戦略，オペレーションなどのテーマに分かれているが，基本的なストーリーは，ある主人公のビジネスマンの失敗事例や成功事例を事実に基づいた物語に仕立てたものだ．ビジネススクールでは，主人公はなぜその意思決定をしたのか，その決定は悪手だったのかどうか，自分ならどのようにチームをリードするか，などを分析的にディスカッションしていく．ディスカッションの際，主人公の追体験を行う．ビジネススクールでは，ケースの主人公が授業にゲストとして登場し，ケースに記載されているシチュエーションで，どのように考えたのか解説する

場合もある．これによりさらに追体験が強化される．私は，グループを作りケース学習し追体験をすることを強く推奨したい．日本語のケースは，慶應義塾大学が販売しているし，英語でもOKならば，世界中のケースが手に入る．

英語ケース 　　日本語ケース

　私は月一回，ケースを選び，10人程度のスモールグループでディスカッションを行っている．勉強会といってもただビジネスの物語を読んで，戯れているだけのように思われるかもしれないが，もし興味があれば一度私達の勉強会に参加してみて欲しい．FBでのメッセージお待ちしています．

アイデアをパクられることは気にするな

　思いついたアイデアは，すでに他社で取り組まれているか，ほかに考えている人がいるか，もしくは筋が悪い．そのため，パクられることを恐れて一人で考え込まず，いろんな人に話してしまおう．話しているうちに，すでに先発のサービスがあれば自分のアイデアと比較できる．筋が悪いサービスは，いろんな人の意見が入ることで筋がよくなっていくだろう．そうすることによって，ただ考えているだけの人とも差が生まれてくるはずだ．

　何か医療介護領域の課題を発見した場合，それは自分だけが発見できるものなのか考えてみたらいい．自分にしか気づけないものなどないし，もし自分にしか気づけない課題があったならば，それは自分だけの課題（他の人には課題ですらない）である可能性が高い．また，その課題に対して，解決策のアイデアを思いついた際に，誰にもいわずにおこうかどうか，迷うことがあるだろう．答えからいうと，創業期にはアイデアをパクられることは全く気にしなくてよい．パクられる程度のアイデアなら，他の人がすでに実現しているし，実現されていなければおそらく大したことのないアイデアである．初めに思いついたアイデアから整理して，情報を足していき，様々な人のアドバイスで進化し，そういった過程が加わって初めて価値のあるアイデアになる．行きついたアイデアには，様々な制限条件が加わっており，アイデアを聞いただけでは簡単にパクられないものになっているはずだ．披露したところでパクられないアイデアこそが，ビジネス

につながる価値のあるアイデアと考えたほうがよい．思いついたアイデアは，コメントをくれそうな人々に話せるだけ話して，どんどん整理していこう．

倒産とお金の問題

フルタイムの起業をするまでに，半年程度の生活費はまず確保しておこう．さすがに貯金ゼロ円での起業はお勧めしない．

つぶれたらどうするのだという人もいるが，実際フルタイムで頑張るとなかなかつぶれない．3年後倒産率などのデータがあるが，飲食店の起業家から聞いたところでは，飲食店はフルタイムの別の仕事を持ちながら開業するケースが多いようだ．フルタイムじゃない中途半端な起業は失業のリスクは下げられるが，起業が失敗するリスクが大きく上がる．最初からつぶれても大丈夫なように撤退戦略を持ちながらの起業なので，そりゃそうだろう．ある程度情報を集めて，副業でスタートしてみて，感触がよければフルタイムでやることをお勧めする．

個人の収支の話だが，起業は案外リターンは悪くない．起業後1, 2年は自分の給与を減らし事業にお金を使うことになるので，一旦は収入は下がるが，3年目以降生き残っていた場合は，悪くない収入を現金で得ることができる．お金を稼ぐことは主目的ではない．しかし，自分の解決したい課題にワクワクしながら向かい合い，さらにお金も稼げたらこんなに楽しい人生はないと思いませんか．また，小さい話だが，起業すると経費が使いやすくなりますよ．

時間をどうするか

創業前から時間軸に沿って，アイデアフェーズ，創業期フェーズ，チームメンバー増員フェーズ，資金調達後のフェーズに分けて考えてみたい．

アイデアフェーズは，まずは今の仕事や学業を続けながらヒアリングを続けていくことになるだろう．アイデアが実現した場合使ってもらえるかどうかをできる限り精緻に捉えたいので，ヒアリング/アンケート項目や説明の図などにこだわったほうがよい．ヒアリング対象者も働いている人が多いだろうし，ヒアリング実施は夜になることが多いだろう．そのため，自分の働いたあとの時間を活用することになる．

創業期フェーズは，アイデアが整理され，走り出す初期仮説が固まった

JCOPY 498-04896

頃だ．多くのビジネスでは，何かを作る必要があるものの，初期プロダクトの作成には時間がかかるだろう．外注を活用し，まだフルタイムの勤務や学業を続けていることもあるだろう．一方，エンジニアが創業メンバーにいる場合，エンジニアがフルタイムかパートタイムかで創業者の時間的コミットメントが変わってくるだろう．エンジニアがフルタイムで，自分は他に仕事を持っている場合はやはり創業チームに不公平感が発生する．株や現金報酬などの配分を調整することで対応する必要があるだろう．

　チームメンバーが増えてくるフェーズでは，ここからは創業者もほかにフルタイムを持っている状態は難しくなる．サービス開発だけではなく，チームへのマネジメント業務が増えてくる．マネジメント業務では，日々のコミュニケーションが重要であり，チームメンバーが何人であろうとも，創業者がほかにフルタイムを持っている状況ではチームがうまく動くことができない．チームメンバーがいくら増えようが，うまく回っていないのであれば創業者もチームメンバーもストレスを抱くことになる．

　資金調達後のフェーズでは，投資家との投資契約によりほかに本業を持つことが禁止されるケースが多い．職務専念義務として契約書に明記される．もちろんすべての契約書に職務専念義務が追加されるわけではない．こういった条項を全部消して契約している起業家を何人も知っている．なぜ消せるかというと，交渉力の強さに依存しており，何人もの投資家に投資したいと思わせる事業に成長した場合には，職務専念義務なく契約できる．しかし，起業したならばいつか専業になるだろうし，さすがに投資家から資金を受けるようなフェーズでは腹をくくったほうがよい気がする．私が投資家ならば少なくとも初期のステージのスタートアップで職務専念義務を受けない起業家には出資しないだろう．

　ずっとフルタイムの仕事を維持しつつ，起業側の業務をパートタイムとする道もある．それは，全部自分のお金で事業を行うことである．外部資金も他人からの出資に頼らず銀行などからの借り入れで，個人保証を自分にして調達することである．すべての金銭的リスクを自分がとるならば誰も職務専念義務は求めないだろう．

　上記の内容は，フルタイムでの起業を勧めているようにみえるかもしれないが，私はパートタイムで医療現場での仕事を継続して起業をスタートすることをお勧めする．医療介護領域である限り，最終受益者は患者であり，患者の顔がみえなくなることはサービスの迷走につながる．週1日と

か，土日とか，現場に行き続けることを私はお勧めしたい．投資契約書で職務専念義務があったとしても，起業にプラスな兼業の場合は投資家も許可するはずだ．

第 15 条（職務専念義務等）
1. 創業株主は，疾病その他やむを得ない事由に基づき職務を執行することが不可能又は著しく困難となった場合を除き，多数投資家の事前の承諾なくして，発行会社の取締役（代表取締役である創業株主については代表取締役たる地位を含む．）を任期前に辞任せず，かつ，任期満了時に発行会社の取締役として再選されることを拒否してはならない．
2. 創業株主は，発行会社の役員又は従業員としての地位にある間は，多数投資家の事前の承認がない限り，発行会社の役員又は従業員としての職務の遂行に専念し，他の会社その他の営利団体又は組織の常勤役員，従業員又はアドバイザー（対価を得るものに限る．）を兼務又は兼職してはならない．

投資契約書の職務専念義務規定の一例抜粋

▌未来のイメージをどうするか（事業計画，Exit イメージ）

起業の準備の段階で，自分と起業した会社は将来どのような関係を築いていくのか，そしてどこまでの状態までなら受容できるのか，などをイメージしておこう．株式会社を作る上で考えなければならない，誰に株を持ってもらうか，をイメージする必要がある．投資家に株を持ってもらうかどうか，というのが大きな分かれ道だ．自分の思う通りの経営をしたいならば，絶対に投資家を入れるべきではない．投資家はリターンを得るために投資するので，投資した株はいずれかの段階で現金化される．現金化は，他者に株を譲渡することにより達成できる．つまり会社売却時や IPO 時（上場時）に達成されるため，譲渡や IPO 圧力を投資家から受けることになる．これは投資契約書に必ず盛り込まれる．

上場等に関する努力義務
202X 年 12 月末までに上場又は M＆A 等による投資者保有株式の売却を実現する発行会社及び経営株主の努力義務

シードラウンド（Chapter 2，p.35 参照）でのタームシートからの抜粋

JCOPY 498-04896

　また，あまりないことだが投資家と起業家との間で未来のイメージが異なってきた場合，投資家が保有する株式を会社もしくは個人で買いとる場合がある．銀行から数億円を個人で借り入れて投資家から株式を買いとったスタートアップを知っている．投資家を外部から入れるということはこのような想定外なことも起こり得ると考えておこう．

　完全に自分の思い通りの運営をしたい，と思う起業家もいるだろう．そういった場合は，資金を銀行などから借り入れ，経営していくべきだ．例えば，とある医師起業家のベンチャーは，数十人の従業員がいるが，資金調達なく何年も経営を続けることができている．これは医療系では珍しい．その医師起業家の「自分の思った医療の未来のためには自分の考えが正しく，貫くべきだ」との考えは非常にかっこよく，資金調達が容易な現代においては稀であり，非常にクールな経営姿勢だと感じる．

準備段階で，どこまでビジネスプランを精緻にするべきか

　失敗しないビジネスを追い求め，完璧なプランが思いつくまで起業したくないと考える起業家志望もいるだろう．特に医療者の場合，失敗できない現場にいるのでその考えは根強いかもしれない．その場合は，周りや先人にヒアリングし，アドバイスを組み入れてプランを精緻にしていく中で，すぐにでも動き出したい気持ちになるかもしれない．特に，起業した先輩や後輩と話していると，起業を失敗した場合でも失うものの少なさ，得るものの大きさをイメージできるようになる．つらいこともたくさんあるが，起業した人で，自分の決断を後悔している人はあまりみたことがなく，あなたの背中を後押しするワクワク話を聞かせてもらえるだろう．何をいいたいかというと，失敗してもいいから一回は起業してみなさい，ということである．後悔しないから．

　ワクワクと経験とお金は上述できたと思う．ほかに起業から得られるものは何か，という視点からいくつか挙げる．

医療介護業界以外の仲間

　何度もいっているように，医療介護経験者だけで起業はできない．そのため，様々な業種からの人とチームを組む．バックグラウンドが違うだけで，こんなに考え方が違うのかとビックリするだろう．そして，その考え

方の違いを認識することは本当に楽しい．ビジネスは様々な感情や目的の人を受け入れて成長していく．医療介護業界以外の仲間ができるのは，目的ではなく結果ではあるが，その結果は大きな財産となるのでぜひ期待しておいて欲しい．

違いを楽しむ上で一点だけ忠告しておくと，ビジネスにおいては医師がすべての意思決定経路の頂点ではない．病院や施設に勤務している感覚から抜け出して，よりフラットに仕事をすることになるので，特に医師にとって医療介護業界以外の仲間との密接なつながりは貴重な体験になるだろう．

考え方の変化

多くの起業で，医療介護業界だけに閉じて交流することはないだろう．医療介護業界での起業の場合，IT 業界や，製薬業界，介護系の会社，薬局など，様々な業種とつながり一緒に仕事をしていくことになる．医療介護の領域では，業者との関係性においてはサービスの"買い手"（例: 病院はCT 機器を買う"買い手"）であったが，起業した場合，多くの場合"売り手"になる．自社製品をアピールするために自ら様々な業界に赴く必要がある．また，買ってもらうために自分や会社が有名になる必要もあり，交流会や講演会などに参加していくことになる．これも医療介護の現場では経験できないとても面白い体験である．

"買い手"と"売り手"は考え方が違う．買い手には騙されないように疑う力が必要であり，売り手には信じてもらえる力，悪くいうと騙す力が必要になる．これらは，買い手には選択を絞る能力，売り手には選択肢を作り出す能力が求められるともいい換えられる．医療者は常に買い手サイドなので，売り手の考え方にチェンジすることは，初めはとても慣れない体験だろう．しかし，楽しいチャレンジである．考え方を売り手に変えるコツは，いうは易しだが，常に売り手の気持ちになって考える癖をつけることである．

医療介護現場からの白い目

最後に，嬉しくないものも得てしまう可能性があることを共有しておく必要があると思う．多くの臨床現場の人間は，臨床により高い価値を置いており，ビジネスの世界に転身しようとする者に対して，大賛辞を送るこ

とは少ない．現場を去ったことで同級生や同期から少し違う人間とみられるだろう．

　しかし，心配する必要はない．上述した通り，新しい人達との出会いの始まりであるのだ．また，白い目でみていた人達も，自分が事業を続けていくと必ずいつか目の色を白色から異なった色に変えて再び接してくれる．そのためにも，自分の信じた事業を必死に進めていこう．

全部自分ですることは創業後すぐにやめよう

　起業したあと，売上に最も注力することになり，コストがその次だろう．そんな中，それ以外の様々な事務については，起業家は手が回らないことが多く，処理しなければならない時期がくるまで残してしまう．私も例外ではなくそうだったし，様々な書類ワークが遅れていた．事務を専門に引き受けてくれる業者（ビジネスプロセスアウトソーシング：BPO という）が存在し，オンラインでできる定例の処理するものが増えてきたら，オンラインアシスタントの活用も検討して，本業に集中できる体制を構築しよう．近い例を挙げると，病院のレセプト業務や夜間のコール対応など，外部業者を活用している例がある．ビジネス上でも，負荷を下げてくれるBPO サービスがたくさんあるので活用しよう．

参考図書
『マッキンゼー流図解の技術』
ジーン ゼラズニー，数江良一，菅野誠二，大崎朋子（著）．東洋経済新報社；2004.
プレゼンテーションの具体的な作り方．きれいにスライド化しよう．必要な内容を過不足なく伝えられるように，ストーリーを持って伝えられるように，伝えたいメッセージがちゃんと伝わるようにするために，この本は役に立つ．

Stanford 大学経営大学院

　Stanford 大学は，サンフランシスコから車で南に 30 分くらいのシリコンバレーの中心にある．世界のトップスクールで，経営大学院，エンジニアリングスクール，法科大学院，メディカルスクールなど，すべてにおいて top 3 に入る大学だ．この大学の卒業生であることには本当に誇らしく思っているし，最高の 2 年間を過ごすことができた．Stanford 大学の授業は全部感動したが，実は大変すぎてほとんど覚えていない．本当に，今でも年に 2 日くらい卒業できない夢をみる．H＞HP＞P＞LP＞F の順番でGPA が上がっていくのだが私は一つ F をとった．Stanford 大学の MBA は落第することはほとんどない．しかし，私は落第するかもしれない F をとった．それは，Global Strategy という William P. Barnett 教授の授業だった．日本の mixi の事例を扱い，最終日の授業では各国の民族衣装を着て出席するような，非常に印象深い授業だった．最後の試験できちんと解答できずに F になった．日本に一時帰国している最中に評価をみてしまったので，日本にいる時間は退学の恐怖で全く楽しめなかった．結局，授業のレポートの再提出と再テストで単位取得できた．再提出した授業レポートは授業のサマリになっているので，どんな授業がStanfordで行われているのか，イメージを持ってもらうためにはちょうどいいと思うので，一つ共有する．F の評価は楽しくないが，授業自体はとても面白いので，ぜひStanford 大学経営大学院に興味を持ってもらえればと思う．

〈Global Strategy の授業のサマリ〉
(1) NetApp Japan & IPAG Thailand Case and Class Notes
[Case-1]: NetApp is a classic Silicon Valley type of company with culture of collaboration, individual contribution, openness and respect for creativity. The company's global success came through approach of "different strategy locally, but the same culture globally". NetApp, however, experienced ups and downs in the Japanese market due to cultural distance and had to learn by trial and error to implement the effective business model.
[Case-2]: Industrial Products AG (IPAG) is a large Swiss-based company in sector of industrial chemicals and plastics. IPAG experienced difficulties in understanding the business norms in Thailand, which the actions can put the company in the vague border line of conducting ille-

gal practice. In this case, the transaction did not go smoothly between the IPAG's local agent and the local customs authority and consequently would result into paying more penalties or delaying the construction project in Thailand.

[Class Notes]: For NetApp case, we should be cautious about overemphasizing cultural difference when doing business overseas. Local practices are important but leveraging global advantages are as well key to success in globalization. The IPAG case shows how institutional differences can create uncertainty and risk for business. Unquestioning local norms can leave firms open to legal liabilities and lead toward much worse results.

(2) Facebook Case and Class Notes

[Case]: As Facebook was growing toward near US$100 BN business worldwide, it has faced many challenges internally and externally. First, as the company was entering the matured stage of business, although still growing with high potential, it faced problems such as confliction between securing user privacy and openly sharing user experience, and retaining young talented people from leaving for more exciting jobs. Also, even Facebook was successful in capturing huge user base the company could not position its market power in some countries like China, Vietnam, or South Korea due to local champions and government's back up for "indigenous innovation". The company is also facing challenges in navigating to find the next growth engines including mobile apps and open platform S/W to attract many talented developers.

[Class Notes]: From previous cases, NetApp or eBay finds an existing business model in the local market and build a relationship to do business, sometimes referred as brokerage model. This model has low distance in terms of 4D frame (market/culture/tech/institutions) so much likely to settle down but hard to create innovation. On the other hand, Facebook seeks new forms of product/service to find best fit for local/global market, which the approach seems more challenging but generates room for innovation to bridge the gap between market demand and short falling supply.

〈Stanford 大学経営大学院のテスト〉

どんなことを試験するのか気になると思うので，内容について少し共有する．以下は私が落ちた Global Strategy の試験の一部だ．

1. Your reading explain dimensions that can be used to describe national cultures. From your readings, select five distinct dimensions of culture, explain what is meant by each dimension, and give an example to illustrate how that dimension matters to business.
2. Why is variability important to a country's culture? How can business use cultural variability to their advantage?
3. Explain what is meant by "facilitating payments" under the Foreign Corrupt Practices Act.
   How are these payments dealt with under the UK Bribery Act?
4. Explain the different organizational structures used in international business according to the Saloner text.
   Give examples from the course to illustrate each kind of structure.
5. What factors tend to high rates of economic growth in a national economy?
6. Explain the arts of the global strategy formation process. How does planning feature in this process?
7. Prof. Rice explained how various institutions affect the global operations of businesses. Summarize what we learned from prof. Rice.

もう一つは，Organizational Behavior の授業の試験だ．

1. Imagine that you're considering a job at a management consulting firm following graduation. You've been given a tentative offer, but no starting salary. Later today, you will be getting a call from the vice-president of human resources who will negotiate your salary with you. Outline a course of action for the upcoming negotiation, taking care to describe your reasoning along the way.
2. One of your fellow students, Steve, recently accepted a job at McKinsey. He has heard a lot about the importance of establishing career goals. One day, after class, he decided to sit down and write some of his own. Steve has lofty aspirations of becoming McKinsey's

JCOPY 498-04896

youngest Managing Director, so his first goal was pretty straightfor-ward—get promoted quickly. What do you think about this goal? More specifically, how effective do you think it will be in motivating Steve? Do you think you can outline a more effective goal for him? Please explain your reasoning using the material discussed in class.

3. Imagine that you have been asked to attend an important meeting at your organization. You are very unhappy with a new policy that you believe your co-workers are very enthusiastic about. Choose the three tactics presented during our in-class analysis of 12 Angry Men that you think would be most useful, and use them to describe how you will prepare for this meeting, and how you will conduct yourself during the meeting to maximize your influence in this situation.

このような勉強と試験を繰り返す. 非常に楽しい機会だ.

3. 創業後に知っておくべき Finance & Accounting の知識

資金の獲得手段

お金は大きく分けると, 自分のお金と他人のお金である. 他人のお金には借入 (debt) と株式発行 (equity) による調達の2つがある. 株式会社は両方の調達方法が可能だが, 医療法人は借入のみが調達方法となる.

まずは手金で

起業して最初の資金は自分の貯金からスタートすることをお勧めする. 商品/サービスによって初期投資額が異なるので, 必要な額は様々だが, ニーズの初期検証, 製品のテスト版の作成, 売り先確保, などのアイデアから一歩進んだ程度まで手金でやることがお勧めだ.

借入

　公的な創業資金制度がある．事業を起こそうとする人には手厚いサポートがこの国にはある．ベンチャーの創業期に活用できるものは，日本政策金融公庫と各自治体の創業支援メニューの2つがある．日本政策金融公庫の新創業融資制度を活用することで，無担保で3,000万円まで創業期の資金調達が可能だ．また各自治体の新事業に対する融資支援策については，例えば「高知県　融資　ベンチャー」などと検索すると各自治体のサポートメニューをみることができる．設備投資だけではなく，運転資金にも融資がつくので，安いコストで資金を調達する方法として，活用して欲しい．

株式の第三者割当による調達

　株式による資金調達はダイナミックで，会社をやっているという気持ちになるタイミングだ．何億円も一度に調達し，会社の口座に入ったところをみると驚きと少しの恐怖が湧いてくるだろう．

　ファイナンスの際に必要とされる資料は多くの場合，以下の通りだ．全部の資料を同じタイミングで用意する必要はない．投資家と話しながら準備できたものから提出していったらいい．また，全部出す必要もない．

1. 履歴事項全部証明書（最新）
2. 定款（最新）
3. 組織図（部門長名および人員数も記載されているもの，最新）
4. 取締役履歴書（最新）
5. 株主名簿または株主推移表（最新）
6. 資本政策（会社設立からの実績と今後の計画を含むもの）
7. 決算報告書および事業報告書（少なくとも3期分）
8. 資金繰り計画表
9. 事業計画書
10. 研究開発に関する計画書（マイルストーンが記載されたもの）
11. 知的財産に関する報告書（事業に必要な知的財産権の名称，出願日，権利者，権利化の状況，権利者との契約関係がわかるもの）
12. 重要な契約書（写）一式（株式売買契約，賃貸借・研究開発・販売パートナリング契約など）
13. 株主向け説明会・報告会資料

JCOPY 498-04896

14. 月次決算書（直近）
15. 残高試算表（直近/1 年分）

　この中で，9 の事業計画はしっかり時間をかけて考え抜こう．出力はパワーポイントなどで，図やイメージで自分の考えを投資家とうまく共有しよう．しかし，考え抜きすぎて複雑なものにならないように注意しよう．3 は自分の組織のありのままを書けばいい．5，6 については，慣れは必要だが，難しいものではない．テンプレートがネットにたくさん落ちている．1，2，4，12，13 は会社を進めていく中で必ず必要なものなので，ファイナンスのタイミングでは手元にあるはずだ．13，14 は，会計ソフトのマネーフォワードや Freee を使っているとワンクリックで簡単に出力できる．

P/L と B/S とキャッシュフロー計算書

　起業家たるもの，P/L，B/S，キャッシュフロー計算書の 3 つは理解しておかねばならない簿記の領域である．ただ，すべて Freee などを使えば出てくるので深く知る必要はないが，簡単にポイントを説明しておく（**図3-6**）．

　P/L＝損益計算書：毎月，毎年の収益を計算する．いくら売上があって，いくらコストがかかって，ということを把握する．"タンクロ（単黒）"といって，単月黒字になることがまずの目標となるだろう．
　B/S＝貸借対照表：創業から該当年度までの総決算の数字となる．数学的なイメージとすれば，P/L は微分値，B/S は積分値になる．B/S の右側が負債と純資産といわれ，どうやってお金を今まで調達してきたか，の総決算の数字になる．左側が資産と呼ばれ，調達したお金をどこに使っていった（使途）か，の総決算の数字になる．
　キャッシュフロー計算書：今いくらあるのか，今期いくら本業から現金（キャッシュ）を獲得したか，を表す．"稼ぐ力"を的確に表現できる．これを把握しておかないと，"黒字倒産"が起こりかねないので，今いくらあって，来月いくら入ってくるか，などの現金管理をきちんとする必要がある．

貸借対照表(B/S)
一定時点における
資産,負債,純資産(元入金)
の状態をあらわす表

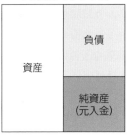

損益計算書(P/L)
一定期間における
収益と費用
の状態をあらわす表

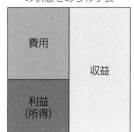

図3-6 ◆ B/SとP/L

誰からお金を調達するか

　起業後，出会った人すべて，初めは"この出会いは運命だ！"と感じてしまうだろう．投資家にもそういう運命を感じるだろう．しかし，それは錯覚だ．たくさんの投資家に会って比較してみなければその出会いが運命かどうか判断できない．また，投資家は「投資だけじゃなくて自分達も汗をかく"ハンズオン"スタイルで投資をしている」とよくいっている．そして起業家は，「投資家はたくさんの経験をしてきているので，困った時に正解に導いてくれる」「自分達にはこの点が足りないので，その点を補ってくれる投資家にお願いしよう」と考える．それらはすべて錯覚だ．妄想といったほうがいいかもしれない．投資家がハンズオンしてくれ，自分達の欠けているパーツを満たしてくれると起業家が本気で思っているならば，それはやばい．投資家はあくまで外部だ．チームメンバーではない．事業のことも業界のことも，その事業を行っている創業者や起業家のほうがよく知っているはずだ．必要なパーツを投資家という外部に求めるのもやばい．実際に有益な情報やアクションをくれる投資家もいるが，それはラッキーなプラスアルファと考え，投資家としては基本的にはお金だけの関係とクールに考えていたほうがお互いに落胆しなくて済む．特に日本のヘルスケア投資家はアメリカの西海岸の投資家と違って起業家の経験がない．有益だと思ったアドバイスが実は全然見当違いだった，ということもある．投資家は，教えてもらう/教えてくれる先生的な役割ではなく，壁打ち

JCOPY 498-04896

の相手として使うことはとても有益だ．例えば，ファイナンスや戦略など
のチームメンバーにはいえない悩みがあった場合，投資家を壁打ち相手と
して，自分の頭を整理するためには非常によい存在だ．

　投資家に重要な役割を依存してしまうことは問題であると思うが，よい
ネットワークを持っている投資家のネットワークをうまく活用することも
起業家の仕事のうちであると思う．成功例を一つ共有したい．創業直後か
ら支援いただいているベンチャーキャピタルのパートナーとは重要な局面
には必ず相談させてもらい，アクションを分担させていただいた．重要な
業務提携の一つは彼につないでもらった．私達は急成長するために，ある
業種の大企業との連携を求めていた．彼と相談し，彼とつながりがあった
企業に私達を売り込んでもらい，面談の機会を得ることができた．面談前
には入念にプレゼンテーションの内容を精査し，メッセージを研ぎ澄ま
し，よい印象を与えることができた．こんな素敵な投資家と出会えるよう
に，偶然の出会いに期待するのではなく，誰が素敵な投資家か，きちんと
情報収集することをお勧めする．

投資契約書

　投資家から，まず簡単な論点整理をしたタームシートをもらう．その後，
需要な論点について整理できたら，投資契約書をもらう，という順番が一
般的だ．どの点を争うべきかの目安は，上述の投資契約書・ポイント（**図
2-3**, p.40）の通りだ．交渉力を上げるために，いくつかタームシートをも
らい比較しよう．私は，リード投資を検討した時にタームシートを比較検
討したが，「タームシートは神聖である」といわれ怒られた経験もある．起
業したばかりの医療介護者にとってタームシートの交渉の経験は投資家側
に比べれば少ないので，情報の非対称性を利用して自分達の要望を通そう
とする投資家には気をつけること．タームシートの比較と交渉はOKであ
るし，そうしなければ既存株主に損害を与えることになるので，比較，交
渉すること．

会計と税金

　クラウド型の会計パッケージサービスと顧問税理士を活用しよう．クラ
ウド型会計サービスは，小規模からスタートするスタートアップにはマ
ネーフォワードやFreeeなどがあっている．創業期においては顧問税理士

は値段にばらつきがあるが月々2～5万円程度だろう．毎月の出費は痛いが，邪魔くさい作業は任せ，本業に集中するために必要な出費と考えよう．

しかし，特に初期は自分でも会計の仕組みを理解するようにしよう．患者への医療提供により稼ぐ医療機関のようなサービス業のモデルと，例えば，介護医療IT，バイオベンチャーとは売上とコストの考え方は異なっている．介護施設を運営する会社は医療機関と似た売上コスト構造だ．しかし，初期投資が非常に大きく，その減価償却費と人件費のコストに，利用者数を合わせに行くゲームになる．介護医療ITやバイオベンチャーは医療機関や介護施設とは売上コスト構造が大きく異なる．初期投資が大きいのは同様だが，その多くは人件費だ．そして売上はビジネスモデルによって異なる．

医療機関と違って，テクノロジーでの起業を選択した際に覚えておいたほうがいいことをいくつか紹介する．減価償却と人件費の資産化だ．3,000円のプリンタートナーを買えば，消耗品として全額費用化できる．しかし，車や高価なソフトウェア全額は費用とはならない．例えば100万円のものを買うとその年には，20万円が費用となり，80万円は貸借対照表上の資産となる．貸借対照表上の流れでいうと100万の現金が減り，20万が費用となり，80万円は固定資産となる．

同じようなことが，人件費にも起こる．例えば人件費30万円の人が3カ月でプログラムを作ると，3カ月×30万＝90万円が資産化され，例えば5年間の減価償却期間だと，毎年費用が18万円（90万円/5年）となる．

資産化したものは資産管理台帳にて管理するが，こういった作業は税理士がやってくれる．やってくれるが自分も知っておいたほうがいいため，さらりと最低限の知識を知ることはお勧めする．最低限知っておくことで，会計上は利益が出ているのに銀行にはお金がない，などのことを防げる．社長の重要な仕事のうちの一つはお金を上手に使うことである．そのために，最低限の知識は身に着けておくべきだ．

また，会計を作る能力と，会計上の数字を読み解く能力は少し違う．創業期は，作る能力が少々求められる．身構えてしまうかもしれないが，安心して欲しい．会計を作る能力は一日で手に入る．その後は会社の成長に合わせて，数字を読み解く能力が求められる．これは一朝一夕で手に入らないし，またこれは社長の能力のみせ所だ．会計の数字上に異常値がないか，どこのコストが膨らんだか減ったか，今の会社の健康状態はどうかを

知る非常に重要な能力だ．作る力と読む力を向上させる方法を以下に記載しておく．

- 作る力: 複雑なものは専門家に依頼しよう．初期はマネーフォワードかFreee などで自分で入力してみて，わからない箇所は Google 検索で解決策を探す．もしくは，顧問税理士に確認.
- 読む力:『増補版 財務3表一体理解法』を読んだ後に『財務3表図解分析法』．いずれも國貞克則（著），朝日新聞出版; 2016.

Column

MRI 一回分＝ダイハツ車

　Stanford 大学での話をしたい．アメリカの高所得者にこういわれたことがある，「日本の医療は最高なんだろ？　アメリカの医療は Suck（最悪）だ」と．アメリカは超高度な医療を受けることができるが，超高度な医療を受けるべき機会なんて，普通に生きていてそうそうない．IT が駆使されているので，予約や支払いなど，アプリで完結という超効率化された病院もある．しかし，どこにでも適当に行くようなことはできないし，今診療を受けたい，というニーズにはなかなか答えてくれない．病気は，ビジネスのようにある程度先が読める，というわけではないので，必要なタイミングで，いつでも行けるクリニックがある私達は本当に幸せだ．アメリカでしか治療を受けられないような病気にならないように，かかりつけ医ときちんと治療すべき軽い疾患を治療していき，ワクワクし続けられる健康状態を保とう．

　ちなみに，Stanford 大学病院で MRI を撮った友人は 8,000 ドルかかっていた．おーこわ.

4. 創業後に知っておくべき組織/組織行動の知識

組織文化の創造が創業者にとっての重要な仕事

　　創業時に組織文化が生まれ，よい意味でも悪い意味でも会社が存続する限り形を変えて引き継がれる．その文化が戦略を含めた会社のありとあらゆる部分に影響し，会社の成功を左右する．その文化の構築と維持向上のために，創業者はミッション，ビジョンを社内外に示し，会社の価値観に合ったリクルーティングを行い，ステージに合った最適な組織構造を作っていくことが重要である．会社の働き方，考える癖，優先順位づけ，コミュニケーションなど，明文化されない社内文化や暗黙知が創業時に規定される．こんな会社にしたい，という想いは，特に創業期の組織にこそ注入していこう．

Purpose の醸成

　　コロナウイルスによって，ビジネスの変化するスピードがさらに加速している．イノベーションやデジタルトランスフォーメーションがビジネスの世界ではニューノーマルとなってきている．そのような環境においては，硬直したリーダーシップでは急速な環境変化に対応することができないため，リーダーはより柔軟な精神を持ち状況に対処していかねばならない．対処するには，意味や目標をチームメンバーに深くアンカリングすることである．チームメンバーは，この意味と目標の感覚を必要としており，ワクワクするミッションを掲げた勝ち続けるチームの価値ある一人のメンバーになりたいのである．そのためには，Purpose（目標）に，Autonomy（自立），Collaboration（協調），Excellence（優秀）の3つを加えた4つをチームメンバーと共有することが重要である．頭文字をとってPACEという概念はとても使いやすい．

Purpose: 有意義な何かの一員であるという感情．これは，自分より大きいものの一部であり，共有されているゴールが自分にとって意味のある重要なことである場合に発生する感情である．

Autonomy: 自分の人生は自分でコントロールできており，新しいことを

110

学べているという認識.
Collaboration: 意義深いと感じることができる関係構築. これは, コラボ
レーションが生産的, 革新的, もしくは楽しみがあるときに発生する.
Excellence: 前に向かって進んでいるという感情.

　Purpose は PACE の最も根幹の感情である. 一定額以上の給与はモチ
ベーションに必要だが, 給与だけがチームメンバーのモチベーションにつ
ながるわけではない. 例えば, 社会的な活動をする時間をチームメンバー
に与えることで, 本業に身が入る. 社会的によい活動をしている企業の従
業員は会社に対して約4倍もの忠誠心を示し, 14%も低い給与水準でも忠
誠を示し働くというデータがある (Wojcik 2008). 私達が起業する会社は
おそらく医療系なので, 実際にサービスが使われている現場をみる機会を
提供することで, 会社が social good な存在であることを理解してもらっ
た. その結果, チームメンバーのPurposeの感情は向上したと感じている.
　Autonomy は Google の勤務時間の20%は自分の興味のあるプロジェク
トに参加するという仕組みが最も有名な例だろう. 20%は何してもいいと
いうわけではなく, 上司に指示されることなく, 自分が会社にとって重要
だと考えるプロジェクトをしてよい, というルールである. この20%の時
間がチームメンバーの Autonomy 感を向上させ, 残り80%の効率を上げ
たといわれている. 例えば, アフターコロナの時代では, フレックスタイ
ム制や在宅勤務の推進などにより, 個人の Autonomy 感は向上しているだ
ろう.
　裁量と自由を与えることで Autonomy 感を向上させることは簡単に実
現できる. しかし, それだけでは協力し合ってチームとして前に進むこと
が難しくなる. ゆえに, Autonomy と Control の微妙なバランスが重要な
のである.
　Collaboration は, 幸福感と推進力の重要なドライバーである. チーム
メンバー同士のコラボレーションが有意義でない限りは, 個人では成し遂
げない課題解決をチームで成し遂げる, という会社の機能が働いていな
い. 日本的には, 飲み会や歓迎会などのアンオフィシャルなコミュニケー
ションや, 会社主催の勉強会やワークショップなどにて, Collaboration 感
の下支えは達成できる.
　最後の Excellence は, チームメンバーや企画や意見を通しやすい環境に

より達成でき，また Collaboration とは別の幸福感をチームメンバーに提供できる．社内の風通しがよいだけではなく，きちんと実行されるかどうかが Excellence 感には重要である．そのため，社内の意思決定フローが長い組織では Excellence 感は損なわれやすい．チームメンバーの組織や顧客にインパクトを与えようとする気合いを削いではならない．

　起業したてで，チームメンバーが 10〜20 人までのころは，Purpose や Autonomy は高く維持できることが多い．何か大きな社会課題の解決を目標としている会社に興味を持ちそのドアを叩き，その社長と面談し，社会課題についてディスカッションして感動するからこそ，初期のメンバーは入ってくるのだ．Purpose がないはずない．そして，人も少なく管理はあまり必要ないので，自然と Autonomy は高い状態になる．しかし，Collaboration と Excellence には注意が必要だ．起業したてのベンチャーには，新卒ではなくプロフェッショナルが入ってくることが多いだろう．そして各プロフェッショナルは一人で様々な責任を負って仕事をしていく．そのため一人でワークと意思決定をすることが多くなってしまい，チームとして働いている感じが薄れてしまう．次に，Excellence についてであるが「私達はフラットな組織だ」というベンチャーは特に注意だ．フラットすぎる組織は効率がよくなるどころか，逆に小さいことの意思決定ですら，社長や少数の人達に偏ってしまい，その人達の同意がなければ何も前に進まない，ということが創業間もないベンチャーにはよく起こる．ベンチャーの素早さや意思決定範囲の広さにあこがれてやってきたチームメンバー達には Excellence の低下は離職につながりやすい．注意していこう．

　PACE を活用する上で，何から考えていけばいいか．まずは，以下のチェックリストを活用してみて欲しい．

Purpose:
- チームメンバーは会社のミッションを理解していますか？
- ミッションとビジョンは紐づいていますか？
- 一人一人のチームメンバーの仕事はミッションやビジョンと紐づいていますか？

Autonomy:
- チームメンバーは自分のキャリアは自分でコントロールできているという感覚を持てていますか？

JCOPY 498-04896

- チームメンバーは自分に自信を持ち，自分が意思決定に関与できている と感じていますか？

Collaboration:

- 一人で仕事をずっとしているチームメンバーはいませんか？
- 会社はメンバー同士がよりつながる仕組みを持っていますか？

Excellence:

- チームメンバーは会社や顧客から大切にされていると感じていますか？
- チームメンバーは会社への貢献を実感できていますか？

元医療者にとってのチーム作りの困難さ

特に創業初期のリクルーティングにあたっての悩みは，作りたいサービスや製品にはどんな人が必要なのか，わからないことだ．次に，どんな人が欲しいかわかっても，その最適な人を選ぶことができないのだ．どんな人が必要かわからない×最適な人がわからない，の2つの要素で医療者はチーム作りに苦しむことになる．

医療介護機関では，「精神科病棟経験のある看護師」や「OT」など，募集する際の表現にあまり迷うことはない．そのため，起業したあとに人を雇おうとすると，「医療ビジネスに熱意のある方！」「オンラインマーケティング経験者」など，非常に大味に表現して募集してしまう．これでも希望者がきて，雇って，うまくいけばハッピーだが，それはお互いの運次第になってしまう．医療機関以外の世界では，求めるスキルや経験は狭い．そのため，具体的に，詳細に，job descriptionを記載したほうが，お互いに認識のずれが少なくなり不幸にならなくてよい．医療介護者が起業をして，最初からリクルーティングがうまくいっているチームをあまり知らない．それは，医療の世界の仕事の分け方（単純さ）と，非医療の世界の仕事の分け方（複雑さ）の違いを認識していないか，認識していたとしても，job descriptionに表現することがとても難しく，また採用面接の際のジャッジが困難であることに由来すると考えている．それらを克服するためには，起業しようとしている業種と近い業種のリクルートページを数多くみることだ．どのように記載すべきか，ヒントになるだろう．

また，医療機関では，雇用条件についてオファーレターや雇用契約書を確認することは少ないだろう．会社で人を雇う時は，「思っていたのと違っていた！」となるのをお互いに未然に防ぐため，論点整理として必ずオ

ファーレターを出さなければならない.

組織図と意思決定機関

　病院やクリニックなどの医療介護機関の組織構造と会議体は非常にわかりやすい. 職種別, 病棟ごと, 特定課題（感染制御チーム, 病棟移転チームなど）について, など定型化されているものが多い. 一方, ビジネスではどのようなサービス/商品か, どのような内容に注力するかで組織図も意思決定機関も変わってくる. 組織図と会議の持ち方で会社の進み具合が変わってくるので, 熟慮しよう.

　私の場合は, 起業1年目はフラットな組織という単語にあこがれて, 組織構造や意思決定機関について深く考えていなかった. みんな優秀なメンバーであり, 仕事が最適に進み最適な形に勝手に変化する, と考えていた. 甘かった. タスクのとりこぼしが多発してしまった. 悩んでいる頃に, チームにジョインした同級生が, 元リクルート社であったため, 彼が組織図や会議体を設計した. 非常にスムーズにシステマティックになった. 次に, 2020年に私が代表取締役を交代した際には, 新しい代表取締役の関与する範囲を広くした. これは, 私がフラットな組織を志向しすぎたために, その反対のモメンタムが働いた. 代表が関与する範囲を広くするために, 組織図ががらりと変わった. 組織とは, 戦略を実現するためのビジネスシステムである. 代表の思い描く戦略を実現するために, まず組織に手を入れるのは当然である.

　人のリソースが少ない初期は, "戦略は組織に従う" 傾向があるので, チームメンバーの数や能力に合わせて組織構造を進化させていこう. 最低年一回は組織構造と会議体の見直しを行おう.

モチベーション設計

　モチベーションは,「内的モチベーション」と「外的モチベーション」に分かれる.「内的モチベーション」とは, 達成感や成長感などの, 自分の内面から湧き上がってくるものをいう.「外的モチベーション」とは, 昇給やSO（ストックオプション）付与などのように, 外部からの刺激によるものをいう. 両者には相互関係があり, また各事象を明確に内的・外的モチベーションに分類することは難しい. 医療介護系の学校で学ぶ, マズローの欲求5段階説やハーズバーグの動機づけ要因と衛生要因の二要因理論

は，このモチベーション設計を考える上で役に立つ.

　先人達の理論をベンチャー創業期に使いやすいように一部変更してみると，チームメンバーのモチベーションの源泉は，① 金銭的モチベーション，② 成長モチベーション，③ 働き方モチベーション，④ 楽しさモチベーション，の4つに分けれられる.

　　外的モチベーション：① 金銭的モチベーション

　　内的モチベーション：② 成長モチベーション，③ 働き方モチベーション，④ 楽しさモチベーション

　限られた資源しかないベンチャーにとって，内的モチベーションの充実は非常に重要なものであると感じる.

　①の金銭的モチベーションには，ベースラインの給与とアップサイドのSOや株が当てはまる. これは高ければ高いほどよいというものではなく，適度な設計が必要だ. 年俸については，他社の募集要項をみて感覚をつかむことができる. また，SOや株は会社の成長に合わせて自分達の株の価値も上昇していくので，従業員のモチベーションにつながるはずだ. しかし，実際にはすべてのメンバーにアップサイドのモチベーションが効くわけではないので，全員にSOを配る必要はない. 現実に，仕事の楽しさなどの「内的モチベーション」で働いていたメンバーには，SOのリワードが「内的モチベーション」を下げてしまう場合もあった. 後述の投射（投影バイアス）の説明（p.122を参照）にあるように，モチベーションの源泉が自分と近いと錯覚してしまうことは非常に危険だと感じた一例であった.

　次の②成長モチベーションは，どれだけ成長実感をできるかだ. 会社がやっていることがどんなに社会的意義があることでも，個人の成長実感がないとワクワクしないのが，特にベンチャーにやってくる人間だ. 定期的な振り返り時間や，成長の見える化で対応しよう.

　③の働き方モチベーションは，フレックスな時間や，リモート，副業OK，会議の効率化などだ. オフィスの充実度もここに入るだろう. 大企業では得られなかった働き方を提供するだけで，あなたのチームの魅力度は上がる.

　④の楽しさモチベーションは，funのことだ. 仕事のあとの一杯など，インフォーマルな会話や人間関係も楽しさや帰属意識につながり，モチ

ベーションとして働く.

自分が全くわからないものを,
人がきてくれることで解決できると思うな

　私は起業して一年間は元気しかなく,そして何もわからなかった.わからなさすぎたので,わかっている人にきてもらおうと考え,経歴書を見る限りとてつもなく優秀な人をたくさん入れた.しかし,彼ら彼女らは全く機能しなかった.その時にメンターに相談していわれたのがこの言葉だ.すべて自分がわかる必要もないが,自分は何がわからないか,わかっている状態にしてからチームメンバーを増やさなければ,新しくきたメンバーはどんなに優秀でもどの方向に向かっていいのかわからなくなる.新しいメンバーは何を求められているのか具体的にわからなくなり,そして解決すべきイシューがわからなくなり,その優秀なメンバーは別の会社に行ってしまう.

私は MBA を持っている人をとらない

　私は MBA を持っていて経歴書にたくさんの素晴らしい会社が並んでいる人は苦手だ.スタートアップは,仕事がシステム化されておらず,どうしてもその人しかできない,という仕事が発生してしまう.したがって,スタートアップこそ,しばらく一緒に釜の飯を食う気合がある人でないと,重要な仕事は任せられない(そもそも人の少ないスタートアップなのですべての仕事が重要).ジョブホッパー気質がある MBA 卒業生はあまりベンチャーには合わないと思っている.ちなみに,私が好きなMBAは,国内の夜間 MBA 卒業生だ.彼らはガッツにあふれている.

思考の癖.
自分の言葉をわかりやすくするために会話を 3 つに分類する

　私は XX と思う,証拠では YY だ,誰かが ZZ といっている,の3つを意識して話すと,会話がとてもわかりやすくなる.

　同じ日本語で会話をしていても,真剣に話をしている相手の,言わんとする日本語の理解に脳を使いすぎて,それ以外の内容を考えることができないミーティングを経験したことはないか.そんな相手にはぜひ,会話を3つに分けて話すことを意識づけするように伝えて欲しい.そうすれば

きっと，お互いに会議がもっと楽しくなる．

　私の会社では，初日のオリエンテーションで，少し会社（チーム）について説明する機会をもらうのだが，その際にチームのコミュニケーションのルールを共有する．チームには会話の癖があり，そのルールを初めに明示しておいたほうが，チーム内の会話が弾み楽しくなる．会話が楽しくならない理由はたくさんあると思うが，私達にとっては主語がわからない会話をされるのが一番つらい．そのため，コミュニケーションのルールの共有の一番初めに，「私はXXと思う，証拠ではYYだ，誰かがZZといっている，の3つにきちんと分けて話して欲しい」と伝える．そうすれば，チームメンバー同志のコミュニケーションが円滑になり，お互いに文章の意味を理解することに頭を使わず，もっと重要な内容について考えることに頭を使える．

　Stanford大学で，マッキンゼー出身の日本人（後の共同創業者）と日本語でワークをしていた時に，私の話はとても理解しづらい，と指摘されたことがあった．考えてみると，英語での会話では，私が思っているのか，事実なのか，誰かがいっているのを伝えているのか，を分けて話す．しかし，私の日本語での会話では，そのように分けて話す癖はなかった．そのため，Stanford大学時代に彼とはとてもよく喧嘩したし，ミーティングの時間がとても長くなってしまった．今では反省しているが，私は彼に情報を伝えるのがとても下手だったのだ．特に私達は電話会議が多く，言葉だけで情報をうまく伝えなければならなかった．言葉で情報を共有し，意思決定を繰り返していく過程で，初めの情報を共有する時間が長くなり重要な意思決定のディスカッションに行きつくまでとても効率が悪かった．ある日彼に指摘されたのが，上のように会話を3つに分けるということだった．そうすると初めの情報共有の時間が減り，考えることに費やせる時間が増えた．ビジネスの会話が面白い人を考えてみて欲しい．知識が多い人や，笑いを多くとる人ではなくて，会話がわかりやすい人と一緒に仕事をしたくならないだろうか．自分が一緒に仕事をしたいと思ってもらえる第一歩として，ぜひこの3つを意識して欲しい．ミーティングの効率が上がることを保証する．

　ちなみに，共同創業者の彼との当初の会話では，彼は私のいっていることが理解しにくくてイライラするし，私もなぜそんなに確認してくるのかわからずイライラした．イライラして殴り合いの喧嘩に，とまではいかな

かったが，一度寒くて真っ暗なサンフランシスコの街中で車から追い出されたのは今からしたらよい思い出である．

なぜその人と会話がかみ合わないのか．その理由は3つ

みている事実が異なる，みている事実は同じだけど解釈が異なる，みている事実が同じで解釈も同じだけどそこから出てくる感情が異なる（図3-7）．

会話がうまくいかない時，会議の内容が発散してしまう時，議論が白熱しすぎてしまう時，「なぜ会話がかみ合わないのか」と思った時は，図の3つのパターンのどれに当てはまるのかを考えてみて欲しい．

医療者同士で話している際には，この話は問題にならない．みている事実は診断についてか治療についてか，みている事実は異なっていることは通常あり得ない．解釈が違うことも基本的にはあり得ない．同じ患者について医師によって全く診断・治療が異なったら恐ろしい．医療には解釈のための教科書があり論文がある．最後の感情が異なること，これは稀にある．患者さん自身やその家族の気持ちが入り，医療者側のアクションが人によって変わることはある．しかし頻度としては多くなく，例えば，DNAR（心肺蘇生をしないこと）の取り扱いなどに限定される．医療介護者同士は解決すべき課題がいつも同じで，同じ教科書で教育を受けるた

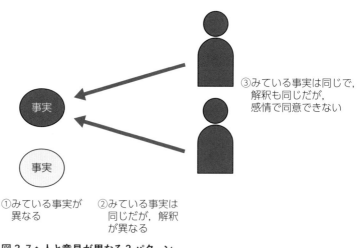

図3-7 ◆ 人と意見が異なる3パターン

JCOPY 498-04896

め，コミュニケーションの課題はビジネス界ほど生じない．しかし，一般会社でキャリアを積んできた人は，コミュニケーションの方法が様々だ．喧嘩するのではなく，どこで食い違っているのか理解することが有益なディスカッションのきっかけとなる．

退職発生の原因は何か

人を雇う時，私はとても緊張する．固定費が増えるという経営的な話もあるが，それ以上にその人の大事な人生の一部を共有してもらうわけで，お迎えするほうとしてしっかりその人の人生を考えた視点で採用を行うべきだと思っている．

ベンチャー経営者同士で，離職率の話をよくする．超高速回転で人を獲得しては放出しているベンチャーもあれば，離職率ほぼゼロで経営を続けているベンチャーもある．どちらの運営方針も正しく，答えはない話であるが，不幸な退職は避けるべきである．

私が思う，スタートアップに就職するチームメンバー側にとっての最も不幸なことは，社内の異動ができないことだ．Job description に沿って入ってきた新メンバーがその職務に不適合な場合，会社が小さいと別の部署に異動することは難しい．ベンチャーには戦略があり，戦略に合わせて適切な組織設計をしており，その役務に合わせて人を配置する．「組織は戦略に従う」（Alfred D. Chandler, Jr 著），である．そのため，期待された役務が果たせないなら，退職はお互いのためであると思う．そのドライさはベンチャーに行く際には覚悟しておいたほうがいいかもしれない．

また，経営者にとってはつらいが，経営者とのミスマッチによる退職はベンチャーあるあるである．経営者の影響がベンチャーには色濃く出るので，その経営者と馬が合わなかったらうまく会社が回らない．経営者側が辞めることはできないため，メンバー側が離れていくことになる．

私は，以上2つの原因は，ゼロにはできない事象だと思っていて，ある程度仕方がないと考える．しかし，気をつけておくだけでミスマッチを防げるものもある．私が気をつけている点を以下に例示する．なお，これらの点に気をつけている目的は，カルチャーフィット，能力フィット，IQ 確認である．IQ については，高ければよい，低ければ悪いというわけではなくて，IQ が同レベルのもの同士で集まったほうが短期的にはチームのパフォーマンスが出せるというリーダーシップ特性論からの学びがあり，そ

のようにしている．長期的には IQ もばらつきがあったほうがダイバーシティがポジティブに働くだろうが，スタートアップは1カ月がとても重要であり，また教育システムも乏しいため，5年，10年を考えて採用しづらいのはとても残念ではあるが，仕方がない．

入社前確認:

- ミッション/ビジョンの深い共有: 人生の時間を使う意義があると感じてもらえるかどうかを確認．
- インセンティブ設計のすり合わせ: お金が欲しいか，経験が欲しいかを確認．
- 教育プログラムについて: ベンチャーでは教育プログラムをしっかり持っておくことはなかなか難しい．「●●ができるようになりたい」と思ってくる人には特に注意が必要で，できることをもっとできるようになるのがベンチャーでの働き方であると思っている．
- スキルとパッションのマッチング: 教育プログラムがないので，入社後伸ばしてもらうにしても限界がある．きちんとこちらが期待していることを相手がこなせるのかどうか徹底的に確認したほうがいい．また，「前職でこんなすごいことをしました！」と全開でレジュメに書いてくるアプリカントがいるが，そういった方には前職の組織図と自分がいたチームの意思決定プロセスを聞くようにしている．実は"「こんなすごいことをしました」という人のただ横にいるだけでした！"な人かもしれない．

入社後に気をつけている項目:

- ミッション/ビジョンの再共有: 戦略や事業についての深い共有も重要だが，会社の憲法として機能するミッション/ビジョンについては，何度共有しても無駄なことはない．
- 初日の welcome 感: 入社初日はどんなできる人でもむちゃくちゃ不安．チームが時間を使って，笑顔で welcome するとその後の仕事に慣れてくるまでの時間が異なる．
- 非公式なコミュニケーションの共有: チームメンバーのつながりなども共有して，すでに構築されている非公式なコミュニケーションにも入りやすい環境を作ろうと努力している．

一般的に退職において，どちらかが一方的に 100%の原因があることは少なく，会社にも退職する個人にも両方ともに原因がある．そのため，会

JCOPY 498-04896

社側の要因が退職の原因となることをできる限り小さくするために，離職者が出た場合は，なぜ退職したのか，振り返りは必須であると考える．人数が少ないベンチャーにとっては，一人のチームメンバーの精神的・金銭的影響は非常に大きいものである．そのため特に初期には採用活動は迅速に，しかも慎重な決断をお勧めする．

認知のワナ

　医師としては精神科医である私はよく「考えていることがわかるんでしょ」といわれたりする．そんなことができれば会社が 1,000 万倍大きくなっていたはずだ．思考についての考察は，Stanford 大学での経験が大きい．組織行動という，リーダーシップやモチベーションを扱う授業があるのだが，そこで経営学からみた心理学を知った．経営学は意思決定を円滑にするためのもので，そこで私達は自分の脳に騙されることを学んだ．認知のワナで，ベンチャーをする上で知っておくべきワナを 5 つ挙げたい．ワナを知っていてもワナから逃れることは難しい．しかし，ワナから抜け出しやすくなるので，ぜひ知っておきたい．

Confirmation Bias: 仮説を検証する際に支持する情報ばかりを集め，反証する情報を無視または集めようとしない傾向のこと．例えば自分が進めたいプロジェクトがあった場合，そのプロジェクトにとって都合のよい情報ばかりを集めてしまい，都合の悪い情報を無意識に無視してしまう．反証にこそ意識して耳を傾けよう．

　矛盾したことをいうが，何かをする時に，やらない理由をみつけるほうが簡単だ．特に発案者ではないものが検討する場合，やらない理由をみつけにいく傾向がある．ポジティブとネガティブの両方の視点から意思決定を行うようにしよう．

Primacy Effect: 第一印象に人は引っ張られること．初めについた印象を変えるのはとても難しい．つまり悪い印象がつくとその印象を改善させることは難しい．そのため，服装や話し方，目線など，人の印象に紐づくことには特に初対面では慎重になろう．そして，いい印象を持ってもらえる言動ができるようにトレーニングしてみよう．鏡の前で，自分に話しかけてみたり，自分のプレゼンテーションを撮ったビデオなどをみたりしてみ

よう．変えたほうがいいところがみつかる．いうまでもないが，初回面談で遅刻は厳禁だ．

ハロー効果：英語の得意な同僚やはきはきと話す部下を，多くの評価軸で高く評価してる傾向がないか考えてみて欲しい．ハロー効果とは，相手の印象的な個別の特色から全体的な印象を決めてしまうこと．このワナは人事評価でしばしば問題となる．それは管理者が，ある社員のある事象に対して抱いたよい印象（もしくは悪い印象）が，その社員の人事評価全体に影響を及ぼしてしまうことがあるためだ．特に評価を低くしている人材については冷静にもう一度考えてみて欲しい．一つの特徴のために多くの評価軸で低評価になってしまうと，本人はたまったものではない．優秀な人材かもしれないし，辞めちゃうよ．

投射（投影バイアス）：他の人も自分と同じだと考えてしまうこと．他の人は自分と同じように考えるだけでなく，自分の意見に同意するはずだと思ってしまう．自分の考えが一般的であると勘違いをし，ありもしない総意があるかのように誤解してしまうようになる．この傾向を投影バイアスという．また，おなかがすいている時にスーパーに行くと満腹の時より多くの食材を買ってしまわないか．これも今のおなかの状態を未来に投射してしまっていることが原因だ．スタートアップが終わる理由の第1位は，「商品を作ってみたがニーズがなかった」だ．スタートアップが自分の商品には市場があると"誤解"して，自信過剰になってしまうのは，これが原因だ．ちなみに，スタートアップは"誤解"を貫いて成功すると，その"誤解"は先見の明があったといわれる．

アンカリング：先行する何らかの数値（アンカー）によって後の数値の判断が歪められ，判断された数値がアンカーに近づく傾向のことを指す．相対性のワナとも呼ばれるこのバイアスは，人が限定的な要素しか比較しない傾向を指す．典型的な例は，セール中の商品を買い物する時，その値段の違いは気にするが，絶対的な値段自体はあまり気にしないケースだ．レストランがメニューに非常に高価な料理とより手頃にみえる料理を載せておくのはこのためだ．高価過ぎず，安過ぎず，中間の選択肢がよく選ばれる理由でもある．私はアンカリングを活用して，契約書は自分達が用意す

JCOPY 498-04896

るように心がけているし，数字を伝える時もこちらから伝えるようにしている．相手は，初めに提示された契約書の内容や数字からどこまで自社に有利に戻せるかに注力するので，少しこちらが譲歩することで最終的に有利に契約できる場合が多い．

活用できる5つの認知のワナを挙げてみた．ワナに引っかかると最適な決断ができなくなるので，私はミーティングと交渉の際には，この5つはとても意識して話している．

ワナにかからないようにするだけではなく，ワナを理解し，ワナを仕掛けることもできる．

自分が会社を去る時

ああ悲しい．自分がベンチャーをスタートした場合，いつの日にか自分が作った会社から，去る時が必ずやってくる．次なるチャレンジのためにも去り方は重要だ．評判の世界なので，悪いやめ方をすると悪い評判が回る．ベンチャーの世界は村社会だ．また，投資家から資金調達をしていると，終わり方がきれいでなければ大きなベンチャーを再度作るチャンスはもうやってこない．誠心誠意，チームメンバーや取引先のことを思いやり，やめる最後の一日までベストを尽くして貢献しよう．

株主が去る時

ベンチャーにとって，株主はチームメンバーの一員だ．しかし，株主が変わる時がある．譲渡時や上場時にはハッピーに入れ替わる時が多い．しかし，ハッピーでない終わり方をする株主もいる．悪手をする機関投資家もたくさんいるので，ぜひ投資家を受け入れる際には，ベンチャー経営者は投資家のデューデリジェンス（詳細な調査）を行うことをお勧めする．投資家は投資先のリストをHPに載せていることがあるので，つてを頼って確認してみよう．悪手の例をいくつか挙げると，
- 株主が，起業家に対し投資契約違反といいがかりをつけてきて，起業家側に借金を負わせて株式を買い上げさせ，手じまいしようとする（これは，起業家も悪い．投資契約書をきちんと有識者にチェックしてもらわないことから起きる）．
- 株主が増資の拒否権を盾にとり，ベンチャーにとっては生き残るための

増資の際に株式の買い取りを求め，手じまいしようとする.
● 投資先のベンチャーの成長より株主としての自分の立場を優先し，感情的に買い取りを求める.

　これらの多くは，起業家側が投資に関する情報をある程度知ること，商品の競争力を持つことで回避できるものであるため，一方的に投資家が悪いわけではない. ただ，特にベンチャーキャピタルなどの機関投資家は起業家を育てることも仕事のうちならば，ぜひフェアな内容を心がけるようにお願いしたい.

▌アンチと出会った時

　起業に限った話ではないが，目立つとアンチが出てくる. アンチが出てくるのは目立っている証拠なのでポジティブに捉えるべき，というのが教科書的な話であろう. 教科書的には，無視されているより，嫌われているほうが，より認知されているということでまずポジティブに捉える. その後，嫌われている原因に対して経営上対処すべきか対処しないか，判断する，というものらしい. しかし，人間なので，アンチの声に精神的にはむしばまれる. 特に自分の出身業界の人達に避難されることは本当につらい気持ちになる. しかし，もっとつらいのはチームメンバーの中にアンチができることだ. 外にもアンチがいるのに，内にもアンチができる. 邪魔くさいが，リーダーには内外にアンチが必ずできる. 一個一個対応していたら経営上効率的な選択ができなくなるので，あまり気にしすぎずにいこう. アンチの声に惑わされず，経営課題に対してよりよい意思決定をしていこう.

参考図書

"Volunteer Work Benefits Employers, Employees as Well as the Community"
Joanne Wojcik. Business Insurance, Vol. 42 Issue 25, June 23, 2008, pp.14–16.

『シンボリック・マネジャー』
T. ディール，A. ケネディー（著）．城山三郎（翻訳）．新潮社；1987.
入社後に気をつけていることとして，本書で紹介されている強い組織文化を創り出す源泉である以下の4つに気をつけている.

JCOPY 498-04896

①理念：組織文化の根底をなすもの；②英雄：理念を体現して組織の力を示す人．社員があの人のようになりたいと思う，強い組織文化の中心人物．創業者・経営者がこれを具体化することが期待されるが，常にそうであるとは限らない．起業を創造する人，ビジョンを想像し，企業の行動についてビジョンとフィットしているかどうか判断する人；③儀礼と儀式：企業の行動原理を具体的に社員に示し，浸透させていく．例えば，戦略策定や予算編成などの正式な手続きが重要であること；④伝達：企業内の非公式な人間関係によって運ばれる情報．これが組織文化のネットワークであり，正式な情報伝達以上に非公式な情報伝達によって，メンバーは自分達の組織における意思決定や動向の本当の意味をつかんでいく．

古い本だが，組織文化を考える際には今でも役立つ．全文読んでみてもいいし，検索してサマリを探してみてもよい．

5. 創業後に知っておくべきマーケティングの知識

「マーケティング＝広告ではない．広告はマーケティング活動の一部にすぎない」「マーケティングは広告だけを考える人ではなく，サービス/製品を作る人でもある」「マーケティングとはビジネスそのものである」．

マーケティングの概念について非常に勘違いされている．上記の3言は私が声を大にしてマーケティングの誤解に対していいたいことである．

個人的には，医療介護者はマーケティングの理解が特に乏しいと思っている．理由はいくつも思いつく．医療は平準化されているものでありユニークな商品というものは作れず，医療広告には規制があり，患者へリーチするチャンネルが限られていることや，そもそもマーケティングプロセスの必要なく患者がやってくることなどが挙げられる．

しかし，上述した通りマーケティング活動は起業活動の中心である．マーケティングの理解なくアイデアに飛びついて商品開発を行うのは危険が伴うと考える．例えば，私は「医療者にサービスを宣伝したい！」と思った際に，Facebook広告に飛びついた．簡単に出稿できるし，また反応もすぐに取得できる．広告する内容も自分が特徴だと思ったものをメッセージにして広告していた．こうしたアクションは今でも行うだろうが，当時は思いついた順番通りに行動していたため非常に効率が悪かったと反省している．マーケティングプロセス（**図3-8**）を知ることで，一見遠回りにみえるが，実は最も効率的な近道を探し出すことができる．みなさんには近道をしてもらうために，私が知っておけばよかったと思う知識を共有し

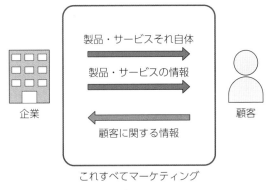

製品・サービスそれ自体

製品・サービスの情報

企業　　　　　　　　　　　　　　　　　　　顧客

顧客に関する情報

これすべてマーケティング

図 3-8 ◆ マーケティングプロセス

たい.

マーケティングは起業活動の核心

　製品・サービスを市場に受け入れてもらうためには，ブランド認知の獲得が重要であるが，起業初期には非常に低いところからのスタートである．起業家は，なぜ自社の製品・サービスが素晴らしいのかを顧客に理解させなければならない．これこそがマーケティングの仕事である．

　できた製品・サービス自体やその情報を顧客に届けるだけがマーケティングの仕事ではない．顧客からの情報を製品・サービスに活かす商品開発へのフィードバックもマーケティングの重要な仕事である．ゆえにマーケティングの仕事は企業と顧客の橋渡しであるが，その方向は企業から顧客への一方通行ではなく，双方向となる．マーケティングとは起業活動の核心であると考えている.

医療者が知っておくべき調査のフレームワーク

　創業前の市場分析によって，起業の失敗を約 60%低下させることができる，ということが論文によりわかってきている（Chapter 2 の 4, p.46 参考図書『アントレプレナーシップ』p.255 参照）．調査のフレームワークは，得た情報の整理や，どのような情報が調査に必要かを考える上で非常に役に立つので，ぜひ使いこなして欲しい．また，起業家は自分のアイデアは非常に優れている，という妄想に取りつかれやすい．冷静に考えなおして欲しいのだが，否定的な情報は「意識の壁」により無視してしまう．そう

JCOPY 498-04896

いったバイアスを防ぐためにも調査のフレームワークに慣れ親しもう．難しくはない．

　調査では，競争状態など自社より外の環境をみる際には，マクロ環境分析，業界環境分析，顧客分析を行っていくことが多い．自分達が何者かを理解する際には，内部分析のフレームワークを使う．簡単に紹介していく．

PEST：マクロ環境分析に活用する．業界の天気予報である．業界のマクロなトレンド（時流）を理解する際に活用できる．今，自分が置かれている状況に対して風はどちら向きに吹いているかを"大雑把"に把握する際に活用するフレームワークであり，3〜5年後の未来を予測するタイミングで使用することが多い．P（政治），E（経済），S（社会），T（技術）の4つの視点から整理する．

　例）遠隔医療事業者の場合
　　Politics: 政府の遠隔医療支援．医師会は後ろ向き
　　Economy: 医療のIT化への資金旺盛
　　Society: 遠隔医療がTVでも取り上げられるなど認知度向上
　　Technology: 高いテクノロジーは求められない．技術革新は特に起こってない．
　　⇒「遠隔医療業界の現在の天気と今後3年くらいは天気予報は晴れだろうなぁ」と大雑把に理解する

5つの力：業界環境分析，競合分析の際に活用する．業界の構造を分析し，自分がいる業界の現在の競争状況について考える際に活用できる．"業界"の魅力度を判断する際に用いる．"業界"に影響を与える要因である，① 新規参入，② 代替品，③ 売り手，④ 買い手，⑤ 現在の競合，の5つの視点から競争状態を整理するもので，新規参入や継続・撤退を判断するタイミングで使用することが多い．自分が知らない未知の業界の話を聞く際には，私はこのフレームワークを頭に描きながら聞いていることが多い（**図 3-9**）．

バリューチェーン（価値連鎖）：内部分析のフレームワーク．競争相手との勝因，敗因を検討する際などの競争優位の方策を検討する際に使用することが多い．企業活動を各要素に分解し，どの構成要素にコストをかけ，ど

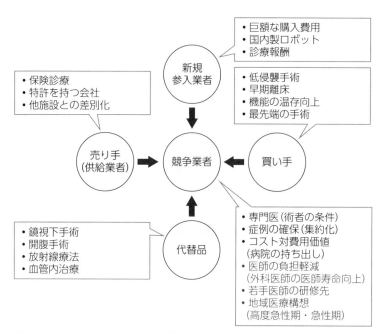

・巨額な購入費用
・国内製ロボット
・診療報酬

・保険診療
・特許を持つ会社
・他施設との差別化

新規
参入業者

・低侵襲手術
・早期離床
・機能の温存向上
・最先端の手術

売り手
(供給業者)

競争業者

買い手

・鏡視下手術
・開腹手術
・放射線療法
・血管内治療

代替品

・専門医(術者の条件)
・症例の確保(集約化)
・コスト対費用価値
　(病院の持ち出し)
・医師の負担軽減
　(外科医師の医師寿命向上)
・若手医師の研修先
・地域医療構想
　(高度急性期・急性期)

図 3-9 ◆ 5 つの力によるロボット手術施設を持つ病院からみた外部環境分析

のような価値を作り出しているかを考察するための枠組みが価値連鎖になる.

　価値連鎖を再設計する際には, 自分達の組織内だけではなく, 他社を合めた川上から川下までの価値連鎖すべてを記載して考える (**図 3-10**).

VRIO: 内部資源 (自社) の強みを理解する際に活用できる. 自分達は「ここが強みだ!」と思ってたとしても, 客観視してみるとそうではないこともあるはずだ. 自分達が強みだと思っているものが本当に強みであるのか客観視して検討する際に次の 4 つの質問をしてみて欲しい.

　　Value: 価値はあるか?
　　Rarity: 希少性はあるか?
　　Inimitability: 模倣困難か?
　　Organization: 組織はその経営資源をフルに使えるか?

JCOPY 498-04896

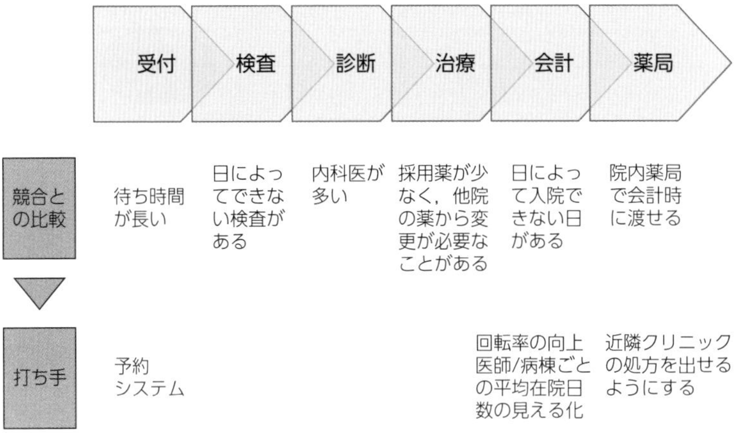

図 3-10 ◆ 医療機関のバリューチェーン

医療者が知っておくべき STP のフレームワーク

市場セグメンテーション/ターゲティング/ポジショニング：市場を分解し
（Segmentation），どの顧客層に価値提供を行うか（Targeting），その顧客
層にどのように選んでもらうか（Positioning）を考えるフレームワーク．
各言葉の頭文字をとって，STP といわれる．

例）自院の医療をどのような人に届けるべきか（届けたいか）を検討する
際の STP の一例，"自院から半径 1 キロに住む 80 代一人暮らしの在がん患
者に（Segmentation & Targeting），訪看ステーションと組んで 24 時間の
在宅医療（Positioning）を提供する"

ポジショニングマップ：顧客（患者）からみて，自分達がどのようなイメー
ジであるかを検討する際に活用できる（**図 3-11**）．

4 A：4 P（p.131 参照）のそれぞれは，企業から顧客に対する働きかけの
「手段」であるのに対し，4 A のそれぞれは（4 P を始めとする様々な働き
かけによって）達成ないし確保されるべき顧客の「状態」を示す．4 P は
売り手からの視点で考えるが，4 A は顧客からの視点で考える．4 A は，
Acceptability，Affordability，Accessibility，Awareness の顧客が感じ
る 4 つの価値の頭文字からきている．4 A フレームを用いることによって，

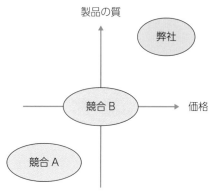

図 3-11 ◆ ポジショニングマップの例

顧客をベースとしたマーケティングの企画が可能となる．顧客が感じる 4
つの価値を，顧客が果たす役割に言い換えると，「探索者」「購買意思決定
者」「支払者」「使用者」の 4 つになる．

　「探索者」: 製品（サービス）の情報を検索する者

　「購買意思決定者」: 購買の意思決定を行う者

　「支払者」: お金を支払う者

　「使用者」: 製品（サービス）を実際に使用する者

　それぞれが製品（サービス）を通じてどのような状態であるべきかを考
える．私は，顧客は誰か，誰にどんな内容を伝えればいいのか，を考える
時に使っている．私は自分や他社のサービスを比較検討する際に，頭に 4
A を思い浮かべて話している．購買意思決定者と支払者が違うものは，儲
かりそうだなぁと思って話を聞いている．

　例）

　子供向けおもちゃ

　「探索者」: 子供

　「購買意思決定者」: 父

　「支払者」: 母

　「使用者」: 子供

　高血圧薬

　「探索者」: 医師

　「購買意思決定者」: 医師

JCOPY 498-04896

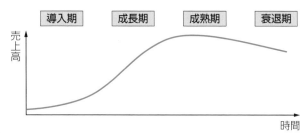

図 3-12 ◆ プロダクトライフサイクル（PLC）

「支払者」: 患者

「使用者」: 患者

セールスブレークダウン（売上分解）: 売上（トップライン）を要素分解するためのフレームワーク. 売上は, 売上＝単価×量×頻度の3つに分解される. それぞれ増やすための打ち手は異なるため, 売上を増やすには, 各要素に分けて検討する必要がある.

プロダクトライフサイクル: 製品は発売から発売終了まで4つのステージに分け, 各ステージにあった戦略をとるためのフレームワーク（図3-12）. 医療関係では, 製薬会社の薬剤をイメージしたらわかりやすいだろう.

ブルーオーシャン戦略: 既存市場から, 競争のない新市場を創造する際に活用するフレームワーク（図3-13）. "極端に"減らす, 増やす, 取り除く, つけ加える, の4つの軸から考える.

医療者が知っておくべきマーケティングミックスのフレームワーク

4P: STPの戦略に基づいて, 具体的な策を考える際に使うフレームワーク（図3-14）. ターゲット市場において, マーケティング目標を達成するためにコントロール可能な様々な手段を組み合わせること. 例として, 医療機

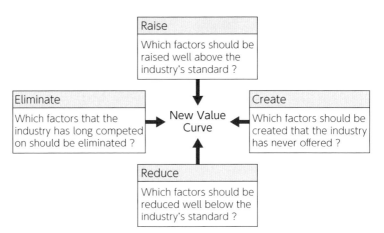

図 3-13 ◆ 新市場創造のフレームワーク

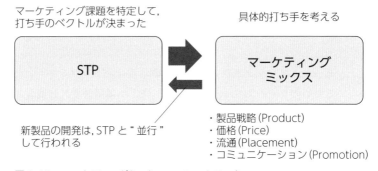

図 3-14 ◆ マーケティングミックスのフレームワーク

関における 4 P を挙げてみる.

    Product: 医療サービス

    Price: サービスの価格

    Placement: 病院の立地やアクセス性

    Promotion（Communication）: 情報を顧客に伝える手段と内容/顧客
    が情報を得る手段と内容

プロモーションミックス: 4 P のコミュニケーション. 広告はここでやっと
出てくる. 広告を考えるのは, マーケティング活動の一部分なのだ. 顧客
にリーチするためのチャンネル（広告, 人的販売, 販促など）を最適に組

JCOPY 498-04896

み合わせて，有効なコミュニケーションを図りたい．広告はイメージがつ
きやすく，オンライン広告は非常に低価格からスタートできるのでお手軽
に使える．一方，人的販売や販促は，戦略やコストとの兼ね合いをじっく
り考えてからスタートする必要がある．人的販売は強力だが，ベンチャー
は対面販売する体力がない場合が多いので，外部の企業とどのように連携
するかがポイントとなる．

ペルソナ開発: STP の顧客分析で特定したのは顧客セグメントであり，そ
のセグメントの中の一人一人がどのような人で，どのような家族を持ち，
どのような生活をして，どのような行動をしているかまでは踏み込めてい
ない．「顧客とは誰か」に答えるためには，具体的な顧客一人一人につい
て，踏み込んでその「想い」を理解しなければならない．助けたい（助け
るべき）顧客像をスタッフ全員で共有するために使用できる．一方, 10 年
前よりペルソナの設定の重要性が薄れてきている気がしている．理由は,
経験や他社データなどからの想像でペルソナを設定するが，今はオンライ
ンによりすぐに反応がみられるので，ペルソナの設計に時間を使うより
も，ある程度荒い段階でもオンライン上でテストすることで実際の人物像
に近づけるからだ．それでも，初期仮説としてのペルソナの設定は今でも
重要だと思っている．

消費行動モデル: カスタマージャーニー（顧客が製品/サービスを購入: 利
用するまでを一連の流れにしたもの）を，認知の面からみたもの．認知か
ら始まり行動を起こすまで（＋行動を起こした後）のモデルである．顧客
の行動量が予定よりも足りない場合に，行動までのどのステップに課題が
あるのかを検討する際に使用される．また，認知のレベルに合わせて，コ
ミュニケーションを変えるべきであり，認知の状態とコミュニケーション
の内容が合っているかもチェックすべきだろう．ちなみに，医療介護業界
でとてもお世話になっている製薬企業では薬剤の普及を検討する際に，よ
く消費行動モデルの中の AIDMA のモデルが使用されている．AIDMA の
モデルは，その製品の存在を知り（Attention），興味を持ち（Interest），
欲しいと思うようになり（Desire），記憶して（Memory），最終的に購買
行動に至る（Action）という消費行動プロセスを経る，という仮説に基づ
いている．各顧客がどこのステージにいるかを理解し，各ステージに合わ

・価格の下限と上限を決めるための重要な情報
・原価以下のことを"継続"することはできない
・顧客が感じる価値と値段の差が顧客が満足する価値

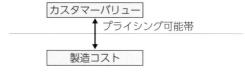

保険医療は価格が固定的な
ため，価格差別化による
競争優位はできない
そのため，カスタマー
バリューを上げ，顧客
への価値提供を増やす

図 3-15 ◆ 製造コストとカスタマーバリュー

せて手を打つことで，顧客の消費行動プロセスを前に進めさせる（例：地域の患者さんのインフルエンザ接種が進んでおらず行動を起こすまでのどの箇所に課題があるかを検討する際）.

価格設定：価格設定のロジックはたくさんあるが，ここでは最もシンプルなものを紹介する．下限として製造コスト，上限としてカスタマーバリュー（顧客が感じる金銭的価値）を考える（**図 3-15**）．製造コストに利益率をかけ合わせて売値を決める行為は，カスタマーバリューを考えない価値設計手法であり，その手法で価格をつけられる場合は注意が必要だ．人月で計算することが一般的なもの（業務委託の開発など）以外には，実際に価格を決めるロジックには使うべきではないと考える．とはいえ，原価以下では事業を継続することができないため，下限となる.

　ちなみに，医療機関では価格は保険により固定的なため，価格差別化による優位性は獲得できない．そのため，アクセスや待ち時間，クレジットカードの可否などによりカスタマーバリューを高め，顧客への価値提供を増やすことが競争優位となる.

参考図書

『ビジュアル マーケティング・フレームワーク』
原尻淳一（著）．日本経済新聞出版；2016.
とりあえず，手元に置いておくと便利.

『改訂 4 版 グロービス MBA マーケティング』
グロービス経営大学院（著）．ダイヤモンド社；2019.
教科書の中では質と量と文字の大きさが素敵.

"Testing Business Ideas: A Field Guide for Rapid Experimentation（Strategyzer）"

David J. Bland, Alex Osterwalde. Wiley; 2019.

マーケティングはビジネスそのものである，ということがわかる一冊．マーケティングフレームワークを活用してビジネスをどう立ち上げていくか図解されている．

『ブランド価値を高める コンタクト・ポイント戦略』

スコット M. デイビス，マイケル・ダン（著），電通ブランド・クリエーション・センター（翻訳），ダイヤモンド社; 2004.

カスタマージャーニーを"ブランド"の視点から考えたらどうなるかが書かれている．消費財とは違い，医療サービスが日常生活に入り込むことはない．そのため利用者との接するポイントが限られている．だからこそ，そのポイントをどう捉えるかを考えるために有用な本．ちょっと古いけど良著．

Column

業務を効率化し，手数を増やす

タスク管理，どうしているだろうか．医療現場では，メモ帳によるタスク管理をしていることが多いのではないだろうか．起業すると，管理しなければならないタスクの数は，医療現場と比べて多様化し，数も多くなる．効率化して「手数を増やす」ことが重要になる．なぜなら仕事の成功は下記のような式で計算できるからだ(もちろんほかにも様々な要因はあるが)．

自分が打った手の数 N×自分の能力による成功の期待値（確率）P
手数を増やす＝自分が成功するために母数 N を増やす
能力を伸ばす＝自分が成功するために期待値（確率）P を上げる

では，適切なタスク管理ってまずは何をすればいいのでしょうか．私は，タスク管理の第一歩は「二回以上行う業務はすべてルーティン化すること」だと考えている．初めて取り組む業務に関して，目的を理解して，関係者とすり合わせて，フレームワークを理解して，オリジナリティを出しながら成果を出す……いうまでもなくとっても大変だ．また，初めてではなくともやり方を忘れてしまったタスクを，記憶を掘り起こしながら行うのも，時間を無駄にしているつらい感覚になるものだ．

「その業務が果たして今後も発生するのか」をすべてのタスクについて正

確に把握できるかというと，答えは NO だろう．ビジネスには常に変化がつきものなので，ルーティン化のためには結局，すべてのタスクを記録しておき，必要な時に検索が可能な状態にしておくことが必要になると考えている．ここで，紙の手帳などアナログ派の方には大変申し訳ないが，検索性を担保する観点からデジタルな情報管理が必要となる．具体的には Asana, Trello, Jira, Backlog, ChatWork あたりが有名だろうか．個人のタスク管理ツールとしては Asana が一番のお勧め．

　タスクのルーティン化をもう少し具体的に説明すると，業務を作業の単位に分解し，構造化し，次回は最小限の労力で行えるようにするということである．逆にいえば分解と構造化ができるのであれば使用するタスク管理ツールは何でもよい（Asana でいえばプロジェクトという単位の下にタスク，その下にサブタスク，またその下に入れ子構造でサブタスクを無限に作成可能）．タスク管理ツールを使用することで，自分が行った業務の流れや参考資料が自ずと記録として残るようになるので，使いこなすことですでにルーティン化が完了する．また業務の途中でミーティングに参加したり，話しかけられたり，電話に出たような場合でも，タスク管理ツールに立ち戻ることで思い出す時間を使うことなく中断された業務に戻ることができる．副次的な効果として，管理しているタスクの完了で自動的にほめてくれる機能（ユニコーンが翔んだり……）などがあるため仕事の達成感も得やすく，前向きに業務に取り組むことができるようになる．

　さらに，業務がルーティンにできていれば「自分でなくともできる仕事」をすぐに他のメンバーに引き継ぐことができるようになる．これによって単純に手数を増やすだけではなく，より自分が希少価値の高い存在になるための業務に集中することができるようになるのだ．

　タスク管理ツールの活用以外で例を挙げるとすれば，メールの文のテンプレートをシチュエーション別に用意する，ユーザー辞書を使ってよく使う単語を登録しておく（挨拶文，メアド，電話番号，感謝や謝罪のことば）なども地味ではあるがじわじわと効いてくる．ぜひ，できそうなところから始めてみて欲しい．

JCOPY 498-04896

他人の幸せを自分の幸せと思える心を持つと結局得をする

　他人が幸せになると自分も幸せに思えるようになると，自分が感じられる幸せがとても大きくなる．

　他人が幸せになると自分も幸せに思えるようになると，他人のために動けるようになるので，自分がとれる行動の幅が広くなる．行動の幅が広くなると自分一人だけが幸せで，周りが不幸せな社会が訪れることはない．つまり，他人の幸せも自分の幸せに思えるようになったほうが，自分が得をする．

　そのような気持ちになるトレーニング方法を二つ紹介したい．一つは，1カ月間，周りのために少しだけ努力をしてみよう．見返りがなくて OK．徳を積むゲームをしていると思えばいい．1カ月間少し努力してみて，1カ月後から努力せずに自然体で生きていけばいい．ちょっと変わっているはずだ．

　もう一つのトレーニングは，日記を書くことだ（QR コードの記事を参照）．Gratitude Journal といって，その日あった人に対する感謝の気持ちを書いていく．研究もされており，しっかりした方法だ．良質な睡眠がとれたり，より幸せを感じれられるようになる．例えば，このようなライトな感じで OK だ．「彼のフィードバックは私にいつも違う視点と行動変容の機会を与えてくれる．本当にありがとう」．書き方のコツは，週に 1，2 回程度，物や事に対してではなく人に対してのありがとうで，広げすぎずフォーカスを決めて書くことである．Gratitude Journal に書かれた内容は，その人からあなたへの贈り物である．また，贈り物が何かを言葉にして書くことで，よりありがとうという気持ちが強くなる．さらに，書く癖がつくと，人のいいところを探す癖がつく．

　ぜひ幸せを追求するトレーニングを行って，人の幸せを活用して自分も幸せになれるようになって欲しい．

Greater Good Magazine の記事より
Tips for Keeping a Gratitude Journal
Here's a way to be thankful all year long.
by Jason Marsh. November 17, 2011

4 あなたはリーダーとして チームを引っ張れるか

1. 頑張りとあきらめのコラボレーションが ワクワクには必須

　　ワクワクには頑張り続ける努力が必要なことはお伝えした通りだ．私は何の努力もせずに，ワクワク楽しいと自覚する生活を送っている人をみたことがない．

　　一方，あきらめることもワクワクするために重要だ．ここでいうあきらめとは「まいっか」と思えることである．頑張ったとしても，失敗の連続が人生というものだと思う．成功ばかりしているようにみえる人でも，失敗はしている．しかし，失敗しても「まいっか」と思えるので，失敗したことに引きずられることなく，次のワクワクに向かっていける．なので，努力を続けるためには，失敗があっても「まいっか」と，次のワクワクに向かい続けることが，ワクワクする人生を"続ける"ための秘訣ではないかと思う．あきらめの気持ちを持てると，心も穏やかになる．頑張っているとどうしてもライバルとの比較が気になる．「まいっか」と思えると，恨みや妬みの気持ちが発生しても勝手に消えていく．

　　私自身，あきらめの気持ちを持てるまではとても生きづらさを感じていた．2005年頃，楽しそうで人生がうまくいっていそうな周りの知り合いとの比較から発生する妬みの気持ちと，当時のビジネスがうまくいかない停滞感で，非常につらい気持ちになっていた．精神科医となった今だからこそわかるのだが，振り返ってみると当時は立派なうつ病だっただろう．不安，抑うつ，意欲の低下がみられた．努力しているのになぜこんなに報われないのだ，なぜ周りは自分よりうまくいっているのだ，ととても落ち込んでいた．しかしある日，「まいっか」とあきらめる気持ちが自分の中に湧いてくると，すべてがすっきりした．生きづらさを感じなくなった．そして「まいっか」と思えるようになってから，より努力ができるようになっ

JCOPY 498-04896

た．2005〜2006年は努力していてもとてもつらい気持ちで，前に進めない日々だったが，「まいっか」と思えた2006年後半から努力の成果を気にしなくなり，前に進んでいるかどうかを意識しなくなった．成果に注目するのではなく，努力していることを楽しめるようになり，努力の量と方向が自分にできるすべてのはずだと信じ，そのため成果についてはこれ以上出るはずがないので「まいっか」と思えるようになった．この経験は，精神科医をしているとよく感じる．もうちょっと楽に社会をみられればいいのに，生きづらさが減るのに，と．

　もう昔のことでくよくよするのはやめて「まいっか」とあきらめよう．そして，次の努力に備えよう．「まいっか」は大人こそ使いこなすべき言葉だと思う．特に起業家にはパワーワードだ．一見華やかにみえるベンチャー業界だが，そこで活躍する人も超人はおらず，何かを捨てているか，あきらめている．

2. 本当にあなたはリーダーになりたいのかを自問する

　私は，「自分がリーダーで大丈夫なのか」と，何億回も自問してきた．Googleでleadershipと検索してみると，2億件ヒットするし，leadershipと名のつく本はAmazonに7万冊みつけることができる．リーダーシップの教科書として使われる1990年に出版されたBarnard M. BassとRalph Melvin Stogdill両先生の"Handbook of Leadership"には7,500ものリファレンスが記載されていた．アカデミアとリアルワールド問わず，リーダーシップという言葉がみんな大好きである．リーダーシップの研究も盛んではあるものの，個人個人でリーダーシップの定義が異なり，みんなリーダーシップについて考え続けている．リーダーシップが好まれる理由は簡単で，会社や団体といった組織は，その組織の責任者によって，設立，実行され，変化がもたらされるからだ．私達は普段の経験からもリーダーシップの大切さを実感していることだろう．『両利きの経営』の著者Charles A. O'Reilly先生がStanford大学で開講しているリーダーシップパースペクティブ（リーダーの視点）という授業では，自分にとってのリーダーシップとは何かについて考える時間を与えられた．この授業には解答はない．質問を与えられて，自らについて考える．その与えられた質問を以下に共

有するので，ぜひ自分でも考えてみて欲しい．

- あなたにとってリーダーシップのロールモデルは誰ですか？ それはなぜですか？
- どのような経験が今までのあなたにとって満足いくものでしたか？ それはなぜですか？
- 今のあなたは自分がリーダーであると思いますか？ あなたのどの強みがリーダーにとって重要だと思いますか？ また，リーダーがすべきタスクの中でどのタスクが好きではないですか？
- 成功しているリーダーとはどのような人であるとあなたは思いますか？
- チームで動く際はリーダーになろうと試みますか？ チームの中であなたがリーダーではない時は嫌な気持ちがしますか？
- 今までにあなたに影響を与えた人は誰ですか？ なぜその人はあなたに影響を与えたと思いますか？
- 今あなたが重要だと思っている価値観と，今まで実際にあなたが大切にしてきた価値（どこに時間や体力，お金を使ってきたか）との違いはありますか？ その違いは何を意味していますか？
- 人生のゴールは何ですか？ それは現在の人生の幸せとつながっていますか？
- プライベートのゴールと仕事のゴールとの間にどのような衝突が想像されますか？ どのように解決していくつもりですか？
- 今まで大きな失敗はありますか？ そこから何を学びましたか？
- リーダーになるには犠牲が伴います．例えば，自由がなくなったり，ストレスが大きくなったり，働く時間が長くなったり，などがあります．どの犠牲が最も嫌だと感じますか？
- その犠牲に対してどのように対処しますか？
- なぜあなたはリーダーシップに興味を持っていますか？

　この質問には答えはありませんが，私の例では，自分にとって，"チームの動きやすい環境を整え，チーム力を最大にできるリーダーシップ"が自分の目指している姿であると再認識することができた．
　この質問をより活用するには，心理的安全を確保できるパートナーと会話してみることがお勧めだ．私の場合は，年に一度ほど合宿して，24 時間

JCOPY 498-04896

こういった話を行う会を開催して自分のことを考える機会にしている．
リーダーになる覚悟を確認しよう．

3. 魅力的なスピーチはリーダーの必須スキル

　プレゼンテーションやスピーチを聞いていて，よくわからないなぁと感じたことはないだろうか．私はプレゼンテーションを聞く機会が多いが，「なんかすごいこといってそうだけど，よくわからない」「感動したけど，何も覚えてない」と終わることも多い．多くの場合で，これは聞き手の理解力の問題よりも，話し手に問題があるために生じている．
　私はもともとスピーチがうまくないし，今もさほどうまくない．院内カンファレンス，学会，勉強会など，医師は多くの人の前で発表する機会が他の職種と比べて多いはずである．しかし，私のスピーチは要点がまとまっておらず，何をテーマに話しているのかゴール地点がみえず，最後には「すいません」といってしまう癖がついていた．Public Speaking の授業で学ぶことで，最低だった私のレベルを普通レベルにまで向上させることができた．話し手として，いくつかのルールに従って話すとうまくスピーチできる．私が実際に心がけているポイントを以下にまとめる．

- キーメッセージは3つにする．それ以上の内容を伝えようとしたら一つも伝わらなくなる．
- 3つのうち，特に伝えたいキーメッセージから話し始める．
- 特に伝えたいキーメッセージはポジティブな単語を使って話す．
- スピーチの最後は30秒でメッセージをまとめる．
- キーメッセージを補足するため，事例やたとえを使う．
- スピーチ中でも質疑応答でも，自分のキーメッセージに集中する．
- スピーチする自分は聴衆より何倍も話すことへの知識がある．準備の段階では，たくさんの情報や事実を入れ込みたくなるが，情報を集める作業より，キーメッセージを研ぎ澄ませていくことに時間を使う．
- 準備の段階では，キーメッセージを絞りすぎずたくさん出す．そのあと，3つに絞る．
- ビッグワードを使いすぎない，内容が抽象的になりすぎない．賢くみえないし，何より伝わらない．
- 聞き手に語りかけるような，対話形式を意識してスピーチする．

- 話す内容を紙に書いたカンペを用意しない．読み上げるスピーチは聞けたものではない．
- スピーチ後の質疑応答では，質問された内容をはぐらかさないこと．質問には 10 秒間で簡潔に答え，次の 20 秒で質問に関連するキーメッセージの内容を話す．

　まとめてみると，せっかくスピーチを聞いてもらうのだから，持って帰ってもらえるお土産（＝キーメッセージ）をしっかり準備して話そう，ということである．この点を気にかけるだけであなたのスピーチは魅力的になるはずだ．

4. 自分が好きな表情, 声のスピード, 目線, 姿勢, 呼吸 （5つの要素） をみつけよう

　自分がどんな表情で話しているか，話し方にどんな癖があるか知っているだろうか．とても心地よく話せる友人や，ちょっと緊張してしまう知り合い，いつまででも話し続けてしまう楽しい仕事相手など，自分の中から湧き出してくる様々な感情を体験したことがあるだろう．あなたは相手をどんな気持ちにさせる人なのだろうか．5つの要素(表情，声のスピード，目線，姿勢，呼吸）が相手に与える感情の多くを規定する．

　自己紹介はうまくできるだろうか．同じフレーズを何百回話してきているのだから得意な内容のはずだ．1〜2分の自己紹介を自分のスマートフォンでとってみよう．そして，5つの要素（表情，声のスピード，目線，姿勢, 呼吸)がどうかチェックしてみよう．目線が泳ぐ癖があったり，「えー」「あー」が異様に多かったり，話すスピードが速かったり，自分が知らなかった気づきが数多くあるはずだ．お手本が必要な場合は，自分が好きな話し方をするプレゼンターを TED やテレビのトーク番組などでみつけてみるとよい．5つの要素に絶対解はないが，次のようないくつかのチェックポイントはある．

- 表情は，自分が好きな表情で語りかけているか，口角は上がっているか，顔全体で笑えているか，ナイスな印象を与える表情になっているか．
- 声のスピードは，感情をのせるべきところは抑揚をつけて，慎重に会話をすべき時は意識してゆっくり話すようにできているか．

JCOPY 498-04896

- 目線は常に相手をみているか. 目をみすぎると強すぎる印象になるので, 眉間のちょうど間くらいをみているか.
- 椅子に座る場所では, 姿勢は, 背筋を伸ばし, 前に 15 度傾くことを意識できているか.
- 呼吸を合わせられているか. 特に, 会話がかみ合わない相手には, 呼吸を合わせる意識ができているか. まずはこちらから向こうの呼吸のスピードを合わせる. そうすると会話と感情がシンクロしてくる. 呼吸が合ったら, さらにこちらが呼吸をゆっくりしていくと, 向こうもそれにつられて呼吸がゆっくりになる. 呼吸法はパワフルなので, ぜひ実践してみるとよい.

　5 つの要素も Public Speaking の授業で習ったものだ. どんなに内容(コンテンツ)のよいプレゼンテーションを作っても, 伝え方 (デリバリー) が悪ければ何も伝わらない. そしてきちんと内容が伝わったあと, よい感情 (エモーション) を聞き手に持ってもらいたい. よい感情 (エモーション) を持ってもらえるようにトレーニングしてみよう. 上述のトレーニング次第で, 相手の感情をよりよいものにできる.

5. リーダーとしてチームで登るからこそ高い山に挑戦できる

　一人でできることは限られている. それを医療介護者は実感しているはずだ. 看護師も, 医師も, セラピストも一人では何もできない. チームを組んだほうが効率よく, よりよい医療を提供できる. ビジネスも同じだ. 自分が起業すると, 自分の解決したい山の頂上に向かってチームで取り組める. 一人ではできない解決をチームで迎えることは, この上ない幸せだ.
　特に創業者の場合は, 自分の課題解決のために, チームを引きずり込むことができる. どんな大きな山だってチームでなら取り組める.

6. ビジネス登山のチームリーダーの資質

　　アントレプレナーシップには，起業家が成功するための表のような“9
つの F”が記載されている．

Founder（創業者）	スタートアップ企業は一流の起業家を必要とする
Focused（焦点）	起業家的企業はニッチマーケットに焦点を当て，専門性を磨く
Fast（速度）	早く意思決定を行ない，迅速に実行に移す
Flexible（柔軟性）	どのようなことも受け入れる体制を持ち，変化に対応する
Forever-innovating（永続的革新性）	飽くことなき革新者である
Flat（非官僚的）	起業家的組織は，組織の階級をできるだけ少なくする
Frugal（倹約）	間接経費をできるだけ低く保ち，生産性を高める．常にコストダウンを行なう
Friendly（友好的）	起業家的企業は，顧客，供給業者，そして従業員に友好的である
Fun（面白さ）	起業家的企業と関係を持つことは面白い

〔ウィリアム・バイグレイブ, アンドリュー・ザカラキス（著）『アントレプレナーシップ』日
経 BP 社；2009. p.105 より引用〕

　　これは，今持っていなければならないわけではなく，気をつけるべき点
として捉えておくくらいでよい．終盤に紹介した理由は，9 つの F を持っ
ていなければ起業すべきではない，と誤解されることを防ぐためだ．全部
兼ね備えている人などいないので，ゆっくり準備していこう．

参考図書

『両利きの経営』

チャールズ・A. オライリー，マイケル・L. タッシュマン（著），入山章栄，渡部典子（翻
訳）．東洋経済新報社；2019.

JCOPY 498-04896

豊かな表情を作れるようにする

　精神科医として診察のために生活歴を聴取する必要があり，たくさんの患者さんの人生を聞いてきた．そこで，顔にはこれまでのその人の人生が表われていると確信した．生活歴とは，「何人兄弟で何年生まれ，どこの学校に行っていて成績はどのくらいだったか，何部に入っていて，友達とはどのようにつき合ってきたか，会社ではどんなことをしていたか，転職は何回しているか，どんな理由で転職したか」などを聴取することだ．就職面接ではないが，きちんと診断治療を行うために，どのように生きてきたかを就職面接より詳しく聞くことになる．病院で出会っているので，精神科の病気が疑われている状態で，基本的には人生うまくいっていない状態で出会う．うまくいっていた時の状況をみるため，時には写真を持ってきてもらい，生活歴をお聞きすることもある．生活歴を写真を眺めながら聴取していると，うまくいっている時の写真の顔と，精神科の病気にかかる前後の顔では表情も全く異なる．そして，治療がうまく進んでいき，人生が再度うまく回り出すと，うまくいっていた時の顔と表情に戻っていくのだ．表情が人生を作るのか，人生が表情を作るのか，これは両者が影響を与え合っていると思われる．つまり，表情と人生には因果があるということだ．

　表情から性格も読み解くことができる．これも，精神科医として，多くの患者の素をみてきて確信に至ったことだ．自立的な性格，依存的な性格，など顔と表情に性格の特徴が表われる．ここでいいたいことはイケずそうな顔の人には近づくなということではなく，表情と性格は両者が影響を与え合っているので，顔の表情を素敵にするトレーニングをしようということなのだ．表情を明るくすると，それにつられて自分の発する言葉が明るくなり，その表情を習慣化すると，性格が明るくなる．

　顔と人生がつながっており，顔と性格がつながっているので，表情を素敵にする→性格が素敵になる→人生が素敵になる，とつなげることができる．表情を素敵にする努力をしてみると，人生が素敵になるのだ．

　顔と性格は他者にも当てはめることができる．私は，プライベートではリラックスして特に役を演じる必要なく心地よく会いたいので，その人が自分にフィットする性格かどうかを顔から連想している．人はみかけによらない，というのもその通りで，初対面の第一印象から，「こんな特徴もあるんだ」と知れば知るほど印象が変わっていく．しかし，長期間で考えてみると，その人の印象は第一印象に戻っていることが多くないだろうか．

ちなみに，仕事上では，その人の性格と，仕事上での性格はその場に合わせて演じることができるので，仕事上は顔での分類はあまり役に立たない．仕事上の会食で楽しく話せるかどうかくらいの役には立つかもしれない．

　性格と生き方から顔ができ上がっていく．今のあなたの顔は今までの人生の結果である．鏡で自分の顔をみてみて欲しい．もし，今人生が下向きだと感じたら，まず表情からよくしてみよう．

JCOPY 498-04896

起業が気になる読者のための Q & A

QA1 病院を辞めて今すぐ起業すべきか

　絶対に今すぐやめるべきではない．勢いだけでは起業は成功しない．ある程度の準備が必要だ．起業は数カ月の短距離走ではなく，数年の長距離走だ．そのため，数年間の長距離走のペース配分や完走するための戦略が必要なので，50%程度の確かさの仮説ができ上がるまではフルタイムの仕事を持ちながら仮説検証を進めることをお勧めしたい．

QA2 MBA が気になっていますがどこで学んだらよいですか

　国内なら Globis などの夜間や週末コース一択．フルタイム MBA ならば海外 MBA トップ 30 校をお勧めする．MBA はランキングでどんな人が集まるかが決まる．せっかくなら世界のトップ層と知的バトルをする経験をつけるためにも海外トップ 30 を目指そう．国内は，学校名にかかわらず優秀であるので，学校名にこだわる必要はない．MBA ではないが，医療系で医療現場もビジネス現場もわかろうと思うならば高知大学の病院経営プログラムがお勧めだ．

QA3 それでも MBA に行ってみたいんですが何から手をつけたらよいですか

　MBA 留学には，試験（英語力の試験，共通試験），エッセイ，インタビューの 3 つの関門がある．英語の試験は，IELTS か TOEFL の 2 択だ．それぞれ傾向が少し違うのでみてみたらよいが，私は IELTS の試験を選択した．理由は，IELTS の勉強と英語力の向上が同じ延長線上にあるように感じたからだ．また，試験も紙や対面での面接で英語力を測るので，パソコンの前で受ける TOEFL より楽しく感じた．IELTS の試験で使われる英語のスクリプトは丸暗記しても使えるような内容になっている．TOEFL のほうが有名だが IELTS もぜひ確認してみて欲しい．ただし，TOEFL はすべての大学で受けつけていると思うのだが，IELTS はアメリ

カの大学の一部では受けつけていない．自分の行きたい大学に提出する英語力の証明が IELTS が OK かどうかは一度確認しておこう．

戻って，どのように勉強するかであるが，まずは何はともあれ英単語をビルドアップしよう．英単語のお勧めは IETLS か TOEFL か関係なく『TOEFL テスト英単語 3800（4 訂版）』旺文社；2014 だ．このランク 3 までまずはしっかり覚えよう．すべての英語の勉強はそこからだ．その後，リスニング，スピーキング，ライティング，リーディングの 4 技能を同時に鍛えよう．時間配分は，リスニング＞リーディング＞スピーキング＞ライティングで私の場合はやっていた．リスニングとリーディングが英語のアウトプットのための基礎力作りのために必要だ．

リスニングは試験の教材を使い何度も同じ文章をリスニングするとよい．その際にはシャドーイングといって，話される会話に続けてすぐにぶつぶつと自分も続けていくのだ．シャドーイングをしていると，毎回同じような箇所でつまずくだろう．例えば私は，"is not going to……" が聞こえなかった．イナゴナ箇所は強調されて話されないし，私の頭の中ではそれぞれの単語は別々に認識しており，つなげられると全く別の単語に聞こえてしまい理解できなかった．単語は知っていなきゃ聞きとれないし，知っていても文章の前後の単語や強調されるかどうかで全く違う音に変化する．そのため，シャドーイングによって自分で発音できるようになって，初めて聞きとれるようになる．

次にリーディングだが，精読と多読の 2 つの訓練を行おう．精読は試験問題をやって答えを出す努力をすれば身につく．多読は精読よりも簡単な文章で，左から右へ読み続けていく．単語がわからないなどで戻って読んだり，辞書を調べたりはしない．ずっと読み進めていく．私は，小説 "Holes"（Louis Sachar 著）から始めた．なぜ多読が必要かというと，私達は日本語を読む時に基本的には戻ったり辞書を引いて読んだりしない．母国語のように英語を捉える練習である．

スピーキングは，まずは試験のスピーキングの問題を何回も話す．話す内容は文章化し，覚える．まずは適当に話すなどの高等なことはできないはずなので，書いて何度も口に出して覚えることである．受験プロセスでインタビューがあるが，その時自己紹介の練習をしまくる．私はその際にスピーキング能力が上がった．理由は，30 分以上にわたって自分を紹介する内容を英語で話せるようにトレーニングしたからだ．この自己紹介で覚

JCOPY 498-04896

えた構造を変換すると様々な場面で話せるようになる．私はスピーキングについて質問をされると，自己紹介を作って覚えたらいいよ，とアドバイスするようにしている．

　最後にライティングだが，スピーキングの練習の際にも書きまくっているので，ライティングに特化した時間はあまりとる必要はないと思っている．これも試験のライティングセクションの問題を解いていけばよい．

　次に共通試験だが，ネイティブも含めて全員が受けるテストだ．MBAならば GMAT か GRE が使われる．メディカルスクールならば MCAT，ロースクールならば LSAT が必須な試験である．勉強方法は，日本人が大好きな選択式なのでスコアメイクは英語力の試験に比べて難しくはないのではないだろうか．MBA ならば濱口塾をお勧めする．GMAT の問題について深く分析された授業をしてくれるので，濱口塾の教材を何回かやればそれで必要なスコアが出せるだろう．GMAT などの共通試験は勉強していて正直全然面白くない．なので，早く共通試験を終わらせ，英語力の試験に取り組むことをお勧めする．

　続いてエッセイだが，これはカウンセラーと相談しながら書くことをお勧めする．合格者のエッセイを何本も読みまくったカウンセラーのアドバイスは非常に心強い．これも濱口塾をお勧めする．エッセイはリーダーシップの経験などを求められるのであるが，医療者は有利だと思う．入職後すぐに，若くして患者一人一人のプロジェクトについてリーダーシップを発揮しており，書ける内容がたくさんあるはずだ．しかし，その内容をビジネススクール用にチューニングする作業を行う必要がある．変換作業にカウンセラーは丁寧につき合ってくれるはずだ．書けるビジネス経験がないなんて悩む必要はない．医療介護の経験は，きちんとビジネススクールも評価してくれるビジネス経験である．ちなみに，受験パートで最も大変なのがエッセイとインタビューパートなので，GMAT/GRE か IELTS/TOEFL の試験でスコアメイクできてほっとしたあと，すぐに地獄のしんどさに突入するので構えておいたほうがよい．

　最後のインタビューだが，これもカウンセラーをつけることをお勧めする．私の場合のカウンセラーは，何度も同じ質問をしてくれてきちんと回答できるまでつき合ってくれた．インタビューの練習パートはスピーキングの練習になった．

企業で働いた経験がないので，会社で働いてから起業したほうがいいですか

　解決したい課題が，企業に就職してアプローチしたほうが，解決できる可能性が高そうならば企業に就職するのも手だと思う．また，近しいモチベーションを持ったベンチャーに就職するのもありだと思う．解決したい課題が先か，起業したい気持ちが強いのかで next action は変わると思う．

物部さんの会社に空きはありますか

　あります．たとえなかったとしても素敵な友人のベンチャーを紹介します．Facebook などの SNS からご連絡ください．

新しい出会いは求めなければなりませんか

　何歳になっても新しい出会いは大切に．新たな体験の出会いは人や雑誌などから出会うことができる．特に人と会える機会は年とともに減ってくる傾向にあるから，意識的に持つようにすべきと考える．さらに，当たり前だけど年をとると自分より若い人との出会いも増えてくる．若い人で，自分より経験もあって活躍している人をみると悔しくなる気持ちもあるのも当然だ．しかし，この人達は自分にとって敵になるわけじゃないから会うことから逃げないでいい．他方，年上の人と会って仲良くなる努力はすべきだ．敬ってくれる人ばっかりだと自分のことがみえなくなる．年齢は重要．理由は自分が年齢を意識してなくても，意識する人が多い人との関係って双方向なので，こちらが気にしていなくても，向こうが気にしている．

　自分の人生を振り返ってみて，すべての新しいアクションは，何かの出会いがきっかけにある．新しい出会いのために，能動的に動く方法はたくさんある．Meetup イベントに参加する，社会人向けセミナー/学校に入る，など．Stanford 大学では，アイデアを持っているエンジニアリングスクールの学生と，アイデアを世に広めることのできるビジネススクールの学生をマッチングさせるイベントが多く開かれていた．私も，ビジネススクールの学生として参加し，自分と一緒にサービスを作ってくれるエンジ

JCOPY 498-04896

ニアがいないか何度も探しに行った．私は英語力に課題がありすぎて，一緒にビジネスを作るエンジニアとは出会えなかったが，私の英会話の先生になってくれる心優しい学生とは何人も出会うことができた．

　新しい出会いは，人だけとは限らない．私にとっての重要な出会いが雑誌でということも多い．コラムにも挙げたが，浪人時代にマガジンハウス社のBrutus 2003年2月1日号の「もう一度学ぶための大学案内」特集にHEC Paris というビジネススクールが紹介されていてMBAの存在を認知した．フランスのトップMBAで，そこでの生活や，なぜ入学したか，卒業後はどのようなことをしたいのか，など書いてあった．その内容が，自分が行こうとしている大学とはかけ離れていて，とても同じ大学とは思えなかった．しかしその時，いつか私もMBAに行って世界を変える力を身に着けようと誓ったことを覚えている．19歳で認知したMBAは10年後の29歳で実現した．認知しなければ考える選択肢に入らない．

　出会いの手段として，雑誌は素晴らしい方法だと思う．検索ボックスから単語を打ち込んで検索して調べていくと，自分の知っている単語しか打ち込めないため，自分の興味の対象しか知ることができないが，雑誌は自分の知らなかったことともたまたま出会うことができる．Webマガジンもあるが，やはりクリックで能動的なアクションが求められているため，興味のないものをたまたま知ってしまうことは雑誌と比べて頻度が少ない．10年，20年前と比べて雑誌の数が減ってきていることをとても悲しく思う．自分の人生を作ってくれた，PenとBrutusにはぜひ雑誌を出し続けていただきたい．

あとがきに代えて

人生を何のゲームと捉えるか

　人生はゲームだ．何の数字を上げていくゲームか．私は社会への貢献を
どれだけ広げていけるかのゲームと捉えている．患者数×一人当たり患者
への貢献の深さ，この数字を最大化するゲームが，自分がプレーしている
ゲームだ．臨床精神科医としては，患者数は小さいが患者への貢献の深さ
は非常に深いと思っている．しかし，起業家としては"ヒポクラ"で達成
したいことは，サービスを使う医師が少しでも増えて，サービスでサポー
トできる医師が増えて，ユーザー医師の医療の質が少しでも向上し，最終
的に患者の医療の質向上につながる，という価値連鎖だ．
　あなたは何のゲームをしますか？　そのために起業は必要ですか？

索 引

著者略歴

精神科医.
高知大学医学部を卒業後，臨床で体験した課題解決のため，スタンフォード大学経営大学院に進学．2015 年卒業（MBA 取得）.
スタンフォード大学在学中の 2014 年に exMedio を創業し，医師向けに "ヒフミル君"（その後 "ヒポクラ" と改称）を開発．2019 年に会社を売却.
2018 年より高知大学医学部病院経営学プログラム/医療 VR 講座/ヘルスケアイノベーションコースの特任准教授．2020 年より日本スタンフォード協会（JSA）理事.

いりょうかいごしゃ　　　　　　　　　きぎょう　きょうかしょ
医療介護者のための起業の教科書　　　Ⓒ

発　行	2022 年 3 月 15 日　1 版 1 刷
著　者	もの べ　しんいちろう **物部 真一郎**

発行者　　株式会社　**中外医学社**
　　　　　代表取締役　**青　木　　　滋**
　　　　　〒162-0805　東京都新宿区矢来町 62
　　　　　電　話　　（03）3268-2701（代）
　　　　　振替口座　　00190-1-98814 番

印刷・製本/三報社印刷㈱　　　　　〈SK・AK〉
ISBN978-4-498-04896-6　　　　　Printed in Japan